コロナ禍で気づいた！

教えて悩み、学んで戸惑い、家庭や職場で溜め息する人たちへ

コロナ禍の経験知Q＆A

企画・異文化間情報連携学会

編著・淺間正通（静岡大学名誉教授）

遊行社

はしがき

　2020年1月にわが国でも初の新型コロナウイルス感染者が確認されると、瞬く間に全国に感染拡大し、官民隔てなく日々右往左往する未曾有の事態に陥ってしまいました。人々の広範な生活領域で自粛が促され、社会機能不全とも言える状況が発生したのは記憶に新しいところです。果ては国や自治体からの包括支援名目による新型コロナウイルス感染症支援金をめぐる不正受給問題までもが生じ、中には公然と補助金詐欺に手を染めた企業や個人も現れ出たほどです。1995年の阪神・淡路大震災、2011年の東日本大震災時に諸外国から賛美された日本人の「助け合い精神」に根差す社会モラルはどこへ行ってしまったのかと嘆きたくなったほどです。

　またコロナ禍は、教育の場にあっても、多くの子どもたちや若者たちの心を蝕む結果となりました。とりわけストレス耐性の弱い子どもたちにとってはその影響は測り知れません。さらに、時期がまともに被った短大への新入生たちの中には、入学後一度たりとも学校に通うことなく卒業に至ってしまったケースもあり、彼らの葛藤は如何ばかりかと案じられる次第です。いずれにせよ、貴重な学童期・思春期という多感期に、多様な体験を通して価値学習・価値形成する彼らにとっての人間形成の場が著しく損なわれたのは社会にとっても大きな痛手です。私たち大人に課された責務として、今後しっかりと彼ら／彼女たちをケアしてゆく態度が求められています。

　そして、忍耐に忍耐を重ねながらの時を経て、漸く2023年5月8日から新型コロナウイルス感染症が5類感染症（季節性インフルエンザや麻疹・風疹・感染性胃腸炎・RSウイルス感染症などの一般的な感染症と同等扱い）に移行し、非常時からほぼ平時に戻り、多くの人々が安堵することとなりました。しかし、再び深刻な事態に遭遇したらどうしようかと憂える人々の戸惑いは尽きず、諸外国と異なって、マスク生活はすっかりと日本社会の景色の中に定着したようです。自己防衛こそ最大の術と悟った日本人の慎重さの証と言えるかもしれません。ただし、日々の社会生活で多大な比重を占めるコミュニケーション活動にあっては、そう言ってもいられません。受身主体では、すでに身をもって私たちが経験した社会の機能不全は決して改善されないからです。すなわち、私たちには、約3年間という麻痺した暮らしの中で知恵を出しながら「コロナ苦」に善処してきた経験知があるのです。様々な苦難に直面しながらも工夫を凝らして鳥の目・虫の目・魚の目でもって、

そしてまた集団ないしは個人で難局を凌いだ事例の中には、なるほどと感嘆させられる取り組みや対応もめずらしくありません。

そこで、編著者が会長を務める異文化間情報連携学会の会員たちが、学生・生徒指導の場、授業の場、研究者間交流の場、教育研究交流の場、保護者会の場、企業との交流の場、地域貢献の場、講演会の場、そしてまた学生や同僚との雑談の場等で、幾度となく問いかけられた、社会の中でも関心度の高い項目を「コロナ禍の経験知Q＆A」として、直接または間接に工夫を凝らした発想や対応を披露すべく本書を企画することとしました。

本書の構成の特徴としては、教育や学びの場で浮上した疑問・悩みの声を第Ⅰ部「コロナ禍：教育・学習環境下での葛藤」、そして家庭や職場で囁かれた疑問の声を第Ⅱ部「コロナ禍：家庭・職場環境下での葛藤」としてカテゴライズし、コロナ禍で広く話題となったコントロバーシャルなイシューへの問題意識の先鋭化が促せるように工夫した次第です。また、収集したＱ（質問）自体はできるだけ忠実に文章で再現してはありますが、読者がそのポイントをより掴みやすくなればと考えて、各ＱにFocus（焦点）を付すこととしました。巷に垣間見るＱ＆Ａ本とは趣を異にし、コロナ禍を通して培われた叡智が忘却の彼方へと追いやられぬよう、個別質問に対してはできるだけ事例を交えながら詳しく解説した次第です。よって、どの項目を例にとっても、広く教養の一環から参考にしていただけるようになっています。

なお、本書においては、新型コロナウイルスに係る名称の表記について、読み進める際に硬直性が生じないよう、敢えて統一表記は避け、回答者個々による呼び名を尊重した次第です。お読みいただいた後に、実は私は彼の項目に関して、「こんな知見を有している」「こんな方法で問題解決に至った」、さらには「その回答では問題解決の糸口は見えない」といった忌憚のないご意見を、本書を企画した学会（http://cinex.main.jp）にお寄せいただけましたら幸いです。

最後に、本書の企画の実現に並々ならぬご尽力を賜りました遊行社の本間千枝子氏、さらには編集にご尽力いただいた遠藤法子氏に、ここにあらためて厚くお礼を申し上げる次第です。

2024年（令和6年）10月吉日

編著者　淺間正通

目 次

はしがき……………2

第Ⅰ部　コロナ禍：教育・学習環境下での葛藤

Q1：オンライン試験時に平等性を担保して試験実施できるような方法はありますか？……………8

Q2：オンライン授業時に学生たちのグループワークを活性化する手法はありますか？……………12

Q3：日本語タイピングに慣れた留学生にも「書く」指導は必要ですか？
……………16

Q4：直接的国際交流が自粛要請される状況下でのオンライン国際交流の工夫とは？
……………21

Q5：ニューノーマルとして他校と差異化できるような学校広報の仕方とは？
……………26

Q6：教育実習を経験することなしに教員免許は取得できるのですか？
……………30

Q7：人と関わることに自信がなくなった自分を再び取り戻すにはどうすればよいですか？……………35

Q8：ＡＩと本格的に向き合う時代に教養はどうやって身につけるべきですか？
……………39

Q9：リアル修学旅行の代替としてのオンライン修学旅行に意味はあるのでしょうか？……………44

Q10：学生時代に海外留学は是が非でも経験しておくべきでしょうか？
……………48

Q11：コロナ禍を経たグローバリゼーションは、何処へ向かおうとしているのでしょうか？……………52

第Ⅱ部　コロナ禍：家庭・職場環境下での葛藤

Q12：子どもに不登校の兆しが出ている気がするのですが、どう対応したらよいのでしょうか？……………58

Q13：小学生の子どもにスマホを持たせたい事情がある反面、過度な依存が心配なのですが？……………62

Q14：夫婦共に在宅勤務の場合、家事・育児の負担が一方に偏らないようにするためには？……………66

Q15：コロナ禍で離婚率が上昇したと聞いたのですが、それは本当ですか？……………70

Q16：院内立ち入り禁止により、祖父を看取れなかった自らの悔いにどう向き合えばよいのでしょうか？……………74

Q17：マスクを外す生活に戻ってみると、今度は逆に他人に顔を晒すのが不安になってきたのですが？……………78

Q18：教育現場で重用されている反転授業は企業の社員研修にも応用可能でしょうか？……………82

Q19：オンラインセミナーを対面研修と同じ雰囲気にもっていく方法があれば教えてください。……………86

Q20：クライアントを交えたオンラインミーティングで摩擦が生じてしまった原因がわかりません。……………90

Q21：人が密着状態で並んでいるときに、感染リスクを軽減する方法があれば教えてください。……………95

Q22：社会不安が著しい状況下で、対面会議に固執する所属団体の考え方に合理性が見えないのですが？……………99

Q23：お酒が苦手なので、リアル飲み会がまた普通になってきた昨今とても不安なのですが？……………103

Q24：単にオンライン面接を重ねるだけで、企業は本当に適切な人材を発掘することができるのでしょうか？……………107

Q25：独創性ある育児教室を運営したいのですが、何かヒントをいただけないでしょうか？……………111

Q26：遠隔診療に一抹の不安を覚えるのですが、今後全面的に頼れる時代になるのでしょうか？……………115

編著者／執筆者プロフィール……………119

※本書において使用した写真はすべて肖像権の問題が発生しないよう、当人の了解を得ていることをここに申し添えておきます。

Q1-Q11

第Ⅰ部
コロナ禍：教育・学習環境下での葛藤

Q1 オンライン試験時に平等性を担保して試験実施できるような方法はありますか？

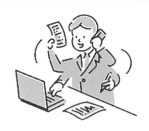

【質問者：大学教師】

> 大学で教師をしています。新型コロナウイルス感染症が蔓延していた際には、授業はすべてオンライン実施となったのに加えて、期末試験なども一律にオンライン実施が強いられることとなりました。学生たちには、一切参考資料を見ることなく自力でやるよう念押しすると同時に、不正の温床が生まれないように、出題形式を工夫したり、試験時間を制限したりして対応したのですが、終わってみるとある学生から、中にはLineグループで情報を共有しながら解答し、高得点を得た者がいたと伝えられました。オンライン試験の平等性が担保できるような手立てはないのでしょうか？

Focus オンライン試験の平等性

【教師が対峙する新たな試練】

　コロナ禍を契機に、その利便性が現代社会において極めて馴染じみやすいといった理解も手伝い、教育の場ですっかりと定着した感のあるオンライン授業ですが、学期末や学年末に実施する定期的なオンライン考査に関しては十分な留意が必要です。というのも、資格試験として一斉実施されるような本格的オンライン試験とは異なり、個々の教員によって采配される在宅受験者へ課すオンライン試験では、AIなどによる不正自動検出（顔認証・声紋認証・視線認証システムなど）を用いたモニタリングが不可能だからです。よって、自ずと不正の余地が生まれやすい環境となる点は否めません。また、フルオンライン授業を通して実施するオンライン試験（以下、フル型オンライン試験）であるか、それとも対面とオンラインを併用したハイブリッド授業で実施するオンライン試験（以下、ハイブリッド型オンライン試験）であるかによっても、公平性を担保した評価を下すポイントが変わってくるので、なお一層難しいところがあります。

　ここでは、ご質問者の前提がフル型オンライン試験である点に鑑みて、ひとつの

回答を試みてみたいと思います。その際、焦点が拡がり過ぎないように倫理上の教育的配慮までは踏み込まない点をご理解ください。なお、本稿で称するフル型オンライン試験とは、診断的評価や形成的評価のために実施する試験は除外し、総括的評価（期末試験・学年末試験など）として実施するものを意味することを申し添えておきます。

【フル型オンライン試験をめぐる教師の戸惑い】

　ハイブリッド型オンライン試験ならば、全体評価に対する比重を大きく下げるなど、ある程度不正の余地を念頭に置きながら、受験者に対する最終的な評価基準のぶれを回避することは可能です。つまり、対面時の学習の到達度を測る形成的評価への比重を高めるといった具合です。しかし、コロナ禍に多くの教育現場で実施されたフル型オンライン試験の場合には、受験者による資料参照や協力者による情報提供といった不正絡みの懸念がクリアされないため、出題者にとっても、受験者にとっても、その評価結果をめぐっては、しこりが残りがちです。

　それゆえに、教師は、オンライン解答への時間的制約をかけたり、選択式・記述式・解答式・論述式テストを織り交ぜたり、問題プールを用意して対応を図ったりするなどの努力を重ねるわけですが、リスク軽減にはなるものの、問題解決には至らぬままです。さらには、後に「ネットワークの不調」を理由に再受験の申し出があったならば、出題者としてはその不可抗力的要因の検証ができない点もあり、止むなく変則対応をとるなど、要する労力は半端ではありません。

　このように、ご質問者が戸惑われる「オンライン試験の平等性の担保」は、オンライン試験を課したことのある教師なら誰しもが感じている問題意識かと思います。試験科目にもよるのでしょうが、フル型オンライン試験での不正を完全に除去し得る方法は、現在のところ、見当たらないという見解につきるかと思います。

【「不正」という概念と無縁なオープンブック試験】

　そこで、性善説に立ったとしても性悪説に立ったとしても、根深い問題が消えやらないフル型オンライン試験に向ける「公正」という眼差しを思い切って取り払ってみるのはどうでしょうか。随分と突拍子もない提案に思えそうですが、実際には多くの教師たちが過去に形成評価のプロセスで実施したことのある、何を参照しても可とする参照許容型の「オープンブック試験」（open-book exam.）などは、まさにその範疇に入ります。その代わり、知識そのものを問う出題形式を改め、知識の活用及び応用、さらには批判的思考力を問う試験に質転換する必要があるのは

言うまでもありません。その場合、どうしても重要な要素を帯びるのが、(1) 回答までの時間を多大に必要としないような設問工夫、(2) これまでに控えた授業ノートそのものの書き写しでは意味を為さない設問工夫、(3) 学習目標を達成したかどうかを問うような設問工夫、です[(1)]。その具体例としては、カナダのサスカチュワン大学が次のようなサンプルを提示しているので、参考になります[(2)]。

表1：オープンブック型問題への移行例

多項選択/ショートアンサー式問題	オープンブック問題
Xを最もよく表しているのはどれですか？	XがYの状況にどのように当てはまるかを説明しなさい。
XとYが相互作用する場合、次のうちのどれが起こり得ますか？	XはBの現況にどのような影響を与えますか？
Xをもっとも良く説明する理論は何ですか？	3つの異なる理論を比較対照し、Xが進化するにつれてどのように適応していくか検討しなさい。

多項選択式問題およびショートアンサー式問題で対応してきたような出題についての移行形として示唆に富んでいるのですが、ここでもまた疑問が浮かび上がることでしょう。というのも、大学教育の中での一般教育・教養教育、とりわけ英語教育などにおいては客観的な知識を問う要素が多いので、「まったく参考にならない」と一蹴されそうだからです。そして続けざまに「和文英訳の問題なら、AI翻訳で一発対応じゃないですか？」とも聞こえてきそうです。しかし、オープンブックの本質的理念に立ち戻れば、表2のような出題形式も可能となる気がします。

表2：オープンブック型和文英訳問題の1例 [(3)]

設問	下記の英文は翻訳ツールで和文入力して訳出したものであるが、語用的誤用が生じて不自然となっている。その根拠を指摘した上で正しく直しなさい。
入力和文	エアロバイクをこげばこぐほどカロリーは燃焼する。
訳出文	The faster you burn aero bike, the more calories you burn.

上記は、スポーツに纏（まつ）わる英語を学習した内容の一部を問う問題になっています。すでにお気づきかと思いますが、エアロバイクを「漕ぐ」が「こぐ」と平仮名入力されている点で末尾の「燃焼」という語との絡みから「こ（焦）げる」の文語形を着想し、またエアロバイクという和製英語をそのまま aero bike と処理したこと

によって不自然な英文が訳出されています。つまり"burn aero bike"ではなく、"pedal an exercise bike"が正解なわけです。このように、AIツールの弱点を逆手に取った設問形式もオープンブック試験には狙いどころかもしれません。

しかし、こういった設問形式をフル型オンライン試験にすべて導入するとなると、設問設計に費やす時間が膨大となります。したがって、できれば「オープンブック試験のためのリマインダノート」を用意して、単元の消化ごとにアイデアを蓄積するなど、普段からの準備を整えておきたいところです。

【オープンブック試験とAI】

ご質問者への最終提案として、フル型オンライン試験における知識活用・応用型のオープンブック試験の導入について述べたわけですが、それでもなお「受験者がChatGPTなどの生成AIツールを駆使すれば、結局は解答に至れるので無意味ではないか」との疑問が出そうです。確かに、そういった側面は否定できません。しかし、オープンブック試験の設問工夫を凝らしてゆけば、AIに頼ったとしても解答に辿り着くにはそれなりの学習内容への理解が必要となるので、オンライン解答送信に要する時間を適切に配慮することでそこは対応できそうです。と同時に、フルオンライン授業であったとしても、やはりフル型オンライン試験に課す評価の比重を、先にハイブリッドオンライン型試験に関して触れた点と同様に、大きくし過ぎないのが重要です。

オープンブック試験を是とすることで配慮すべき点を記してきましたが、生成AIの登場により、教育現場は日々戸惑いの連続です。ある意味で、試験の結果そのものよりもそこに至る学習プロセスを大切にする教育的価値転換、すなわちAIとともに学びゆく時代が到来してきたのかもしれません。時代の趨勢に順応しながらも、絶えず教育にあっては本質に向ける眼差しだけは維持してゆきたいものです。

（淺間正通）

[注]
(1) 京都大学学術情報センターの緒方広明氏作成によるプレゼンテーションファイル「オンラインブック評価を設計する際の考慮」より。
https://files.jmooc.jp/wp-content/uploads/20200725-2.pdf
(2) University of Saskatchewan Teaching and Learning サイトに掲載されている open-book examsの設問サンプル（筆者訳）。
(3) Masamichi Asama, Nicholas Lumbert, and Iwao Yamashita. 2022. *Alive and Active*, Nanun'do. 13.

Q2 オンライン授業時に学生たちのグループワークを活性化する手法はありますか？

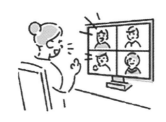

【質問者：大学教師】

> 大学で遠隔授業を実施していた際に、プライバシーに配慮して希望者はカメラがオフでも構わないと伝えたところ、ほぼ全員がオフにしてしまいました。ミーティング参加者たちを割り振ったグループワークでも同様でした。「強制はしないけどクラスの皆と親しくなれるチャンスだからカメラオンで話し合ってみたら」と提案しても変わらずじまいでした。入学後すぐにコロナ禍に直面した学生たちなので、遠隔授業を機に密な交流機会を得てくれればと思っていたので、すっかり拍子抜けしてしまいました。こういった状況において何か工夫できる手段はないのでしょうか？

Focus グループワークの活性化

【回答に先立って】

　コロナ禍では、学生たちは、いろいろな出身地からやってきた人たちと出会い、新たな交流をスタートさせて絆を深め合い、そして時には一緒に学びを深める場面も一様にモニター越しとなってしまいました。対面でコミュニケーションが取れないもどかしさを彼らもまた一様に痛感したことと思います。しかしその一方で、顔が見えない画面越しのオンラインコミュニケーションの方が気楽でよい、という声も聞こえてきたりしました。「顔が見えない画面越し」とは、些か不可思議な言葉遣いに思えそうですが、「教育の場」に限ってみると、現実に学ぶ学生たちの間にこの現象が起きたりしています。その背景と問題点、さらには克服の視点を探ってみたいと思います。

【カメラオフに拘る多様な背景】

　そもそも、オンラインによる授業場面で学生たちがカメラをオフにしたがるのはなぜでしょうか。学生たちへのヒアリングを通してわかった点があります。

1. ネット環境の問題
   カメラをオンにすると通信への負荷がかかるのが不安。
2. プライバシー保護の問題
   部屋の散らかりを披露したくない。偶然に家族が映り込むのを避けたい。
3. 被写体としての問題
   朝の授業だと寝起きで髪型が整っていない。服装に気を使いたくない。メイクをしていない。
4. 個人の内面的な問題
   恥ずかしいし、画面の中で他の人の視線を一斉に浴びて話すのが苦手。
5. 逃避的な問題
   欠席者のために後に録画配信されるのでそれを視ればよいので、サインインさえしておけば、敢えてそこに留まる必要がない。

5．については稀なケースとなりますが、こうやって多様な理由に思い至ると、教育の場では「カメラオフ＝顔出しNG」という単純な図式ではない点が浮かび上がってきます。いずれにせよ、教授陣は、出欠を取りづらいとか、真っ黒画面ではオンライン講義がしづらいといった不満を抱えながらも、さりげなくカメラオンへの協力を仰いでいるのが実際のようです。

【カメラオンを阻むHSPという個人差】

しかし、カメラオンへの協力を仰ぎつつも、受講生から先の分類4．に該当する「人前で話すことが苦手で、カメラの前では緊張するのでカメラオフの状態でオンライン授業に参加しても構いませんか？」と問われたら、やはり「人権」という言葉もちらつき、なかなかそういった学生たちに対しては協力を求めにくいところがあります。そこで、いったいどうして頑（かたく）ななまでにカメラオフに拘りたがるのかについて調べてみると、「HSP」の存在に気づきます。

個人差を表す特性的概念であるHSP（Highly Sensitive Person）には、いわゆる「繊細さん」「敏感すぎる人」などの訳語が当てられたりしています。1996年にアメリカの心理学者エレイン・N・アーロン博士が提唱した概念です。心理学では、「環境感受性」という心理的特性を意味し、「ネガティブ・ポジティブ両方の環境に対する影響の受けやすさ」を表しています。HSPは決して疾患ではないものの、生まれながらにしてのひとつの器質的な先天的特性であるので、カメラオンになかなかできないという理由にはそれなりに納得がいきます。教師によって指名された場合の他者による集中視線から生じるプレッシャーは、周囲には伝わりにく

いだけに、教師がしっかりとケアしていくことが大切です。

こういった背景もあり、全員に対してカメラオンの協力要請は不可能であるので、Zoomなどに備わるグループワークのための「ブレイクアウトルーム」も同様に機能しないものと思いがちですが、必ずしもそうとも言い切れません。HSPを意識して、その運用手法を少し変えてみるだけで変化が期待できるからです。

【顔出しNGでもグループワークを活性化し得る術(すべ)】

人によっては、オンライン授業の方が通常授業よりも緊張度が増してしまう状況は既述した通りです。カメラオンによる顔出し要請に学生たちが応えてくれたとしても、やはり黒い窓画面が点在するのは致し方ありません。そこで筆者らが実践している一風変わったグループワークの方法を紹介してみたいと思います。

具体的には、ある言葉や単語の文字を並び替えることによって、別の意味を持つ言葉や単語を作る言葉遊びのアナグラム（ANAGRAM）を導入します。たとえば、カヌーは英語でcanoeと綴るわけですが、アナグラムによればocean（海）という全く別の語が出来上がります。この言葉遊びを応用するわけです。ここでは、Zoomを活用した手順を示してみたいと思います。

手順：

① オンライン授業に先立って各受講生に別名を用意するように指示します。ただし、その別名はアナグラムによって作成されたローマ字とします。別名の作り方は、例えば山田花子（YAMADA　HANAKO）さんだとしたら、アナグラムするとKODAMA　HAYANAが可能となります。そしてこれを漢字変換させ、児玉早菜さんとして次回のオンライン授業時にカメラオフ状態で表示させることを伝えます。

② 当日のオンライン授業が始まったら、ホストとなる教師は、Zoomのchatを利用して受講者全員の日本語氏名リストを配信します。

③ 次に、ブレイクアウトルームで相互コミュニケーションが取れるよう5人から6人程度のメンバーからなるグループ化を行います。

④ 受講生たちは、予め用意した別名で自己紹介をしていきます。その場合、音声ですぐに誰だかわかってしまうので、声色(こわいろ)使用も可とします。自己紹介が終わったらグループ内の相互が互いの属性について質問し合います。問われた人はイエスかノーでしか対応できないこととします。そして、別名のローマ字を頼りに、それぞれが本当は誰であるかを当てさせます。

⑤ 最後にカメラオンにさせて、相互確認させます。時間があれば、グルーピ

ングを変えてみるのも有効です。

　それでも、カメラオフのままの受講生はいるでしょうが、こういった手法ひとつとることで、受動的なカメラオン姿勢から能動的なカメラオン姿勢へと変わってゆくことが期待できます。また、アナグラムではなくアバターを活用して同じようなやり方をするのも手です。こういったゲームは、ゲス・フー（Guess Who？）ゲームの変形版ですが、アイスブレーキング（緊張解きほぐし）として活用できる要素が大きく有効かと思います。場の雰囲気の表層と深層の2つの意味で「暗さ」が「明るさ」に転じ、その後の授業展開がやりやすくなるかもしれません。

【オンライン授業をする心】

　人間性心理学の第一人者であるマズローの言葉を借りるなら、オンラインでの授業とは、「承認欲求」が満たされにくい世界です。たとえ、リアルタイムの「場」を共有していても、あくまでもモニター上は個々の場の集合体にしか過ぎず、どうしても心理的距離が縮まりにくいところがあります。驚き・頷き・笑い・ユーモラスな横やりが反映されにくい分、硬直した世界になりがちです。したがって、受講生たちの間に垣間見るオンライン上の心理的距離を如何に圧縮し得るかが要となってきます。

　前述したアナグラムはそのひとつの手法にしかすぎませんが、ネットを検索してみれば、さまざまな人間関係トレーニングやエンカウンターグループの手法が紹介されています。ただし、それらはいずれも対面を前提としたものがほとんどです。しかし、オンライン授業に使えるアイデアの宝庫でもあったりします。これらを参考にしながら試行錯誤する画面越しの教師の姿は、必ずや学生たちの共感を呼び、次第に温かな学習環境へと変わっていくことでしょう。

（服部しのぶ・淺間正通）

[参考資料]

飯村周平『最近よく聞くHSPって何ですか？』
　https://psych.or.jp/publication/world098/pw12/

Q3 日本語タイピングに慣れた留学生にも「書く」指導は必要ですか？

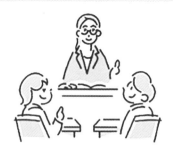

【質問者：大学教師】

> 大学で留学生に対する日本語教育に携わっています。コロナ禍ではオンライン授業に切り替わり、主にZoomによるリアルタイム双方向型授業を行ってきました。そして、コロナが落ち着き、対面授業に戻ったいま、留学生たちがローマ字入力による日本語タイピングに慣れていたという意外な驚きがあった反面、残念なことに漢字はおろか平仮名・片仮名もスラスラ書けなくなってしまっていました。こういった問題に対しては、どのように対処したらよいのでしょうか？

Focus 留学生と手書き指導

【書けなくなったのはあたりまえ】

　新型コロナウイルス感染症の拡大によって、日本語教育の現場では日本への留学が予定されていた学生たちが悉く来日できなくなり、オンラインによる授業が急速に導入されることとなりました。そして、講義動画や課題を配信するオンデマンド型や、Web 会議システムを使って同じ時間に教師と学生がやり取りをする双方向型など、様々な形態のオンライン授業が実施されました。

　ご質問者は、主に Zoom による授業を行っていたということですが、その双方向型授業のメリットとして、対面授業に近い形でリアルタイムに教師と学生が「話す」「聞く」「読む」ことができる点が挙げられます。一方、デメリットの一つとしては、「書く」ことの位置づけが難しい点があるといえるでしょう。

　オンライン授業を経て留学生が書けなくなってしまったというご相談ですが、そもそも、オンライン授業が導入される以前も日本語学習者にとって文字学習は難関でした。それは日本語の文字体系の複雑さに起因します。平仮名と片仮名 92 文字を覚えるだけでも大変な上に、さらに漢字の字形の難しさや文字数と読みの多さのため、文字学習に困難を感じてしまう学生が少なからずいたからです。そして、

2020年度からオンライン授業の実施が余儀なくされると、文字を手で「書く」ことから「打つ」こと、つまりタイピングへの移行が起こりました。タイピングによるキーボード入力では、仮名文字はローマ字、すなわちアルファベットで入力すれば自動的に正しく変換されます。漢字の場合もローマ字入力し、候補として表示される中から正しいものを選ぶだけで、自ら書く必要はありません。タイピング入力に慣れてしまうと、日本語学習者は、当然ながら時間も手間もかかる手書きと疎遠になります。それもそのはずで、オンライン授業では文字を何回も書いて細部まで正しく習得することが必然ではなくなってしまっているからです。

【著しい情報化時代に手書きは馴染むか】

　近年、スマートフォンやタブレットなどのデジタルデバイスの利用は、私たちの日々の生活の中にいたって自然な形で溶け込んでいます。学校教育やビジネスにおいても、その革新と相まって、今後ますます進化・発展した姿で導入・活用されていくことでしょう。ご質問にある指導学生（留学生）はオンライン授業を通じて日本語タイピングに慣れていたということですから、それだけで十分という見方もあるかもしれません。そもそも、現代のような著しい情報化時代にあって、敢えて「手書きすること」を必然とする意義はあるのでしょうか。

　そこで、平成22年の「改定常用漢字表」に関する文化審議会答申の中で、手書きの重要性が指摘されている部分に着目してみたいと思います[1]。そこには、手書きは視覚・触覚・運動感覚など様々な感覚が複合する形でかかわるため、脳が活性化され、文字の習得に寄与するといった、とても重要な見解が述べられています。確かに、私たちは手書きでノートやメモをとる場合、自ら情報の価値を取捨選択しながら書き留めたりします。それは、要約したり削除したり抽象化したりという「自分の言葉で書く」プロセスでもあるわけです。また、誰かに宛てた手書き文章を認める場合には、内容をよく推敲し、誤字脱字にも細心の注意を払い、「読みやすさ」を念頭に置いて書くわけです。いわば、手書きという行為は思考との滑らかな連鎖であるといえるかもしれません。この連鎖ゆえに、書き記した内容に対して思考が整理され、記憶に留まりやすいとも言われています。

　その一方で、ここで思い出されるのが、精神分析家である小此木啓吾氏が述べた「一・五」の関係です。「一・五」とは、人と人の一対一の二者関係、すなわち「二・〇」の関係に比べて、パソコン、テレビ、ペットなどの人格とは無縁な対象を擬人化して「半人間的」な「〇・五」の人格とみなしてかかわる関係をいいます。この「一・五」の関係に依存すると、本来「二・〇」のかかわりであったはずの人と人との関

係性そのものも「一・五」化されるようになり、希薄で部分的になってしまうという指摘です。翻って、オンライン（機器媒介の文字入力＝タイピング）に依存することもこの「一・五」の関係に当てはまるものと思われます。

現代社会においては、確かにタイピング入力の利便性と効率性に頼りたくなってしまいがちですが、手書きの重要性もしっかりと心に留めておきたいものです。

【手書きが楽しくなるひと工夫を！】

そこで、その手書きに伴う難しさへの対処法について考えてみたいと思います。さきほど述べた平成22年文化審議会答申には、加えて、文字の習得期には繰り返し手で書くことが必要であるとも述べられています。留学生に対しても同様です。オンライン授業の場合は、「日記を書く」「授業コメントを書く」などの手書き課題を定期的に導入し、その形成評価の一環として画像ファイルで提出させることも有効です。とはいえ、デジタル世代の学生たちにとって、「手書きしなさい」と言うだけでは、なかなか習慣化されないかもしれません。そこで、筆者がこれまで試行錯誤した経験から、手書きに興味が持てるような方法を2つ紹介してみたいと思います。

ひとつは、手書きを取り入れた活動です。筆者が担当する留学生の日本語クラスでは、日本人大学生との交流授業を定期的に行っています。内容は、相互インタビュー、クリスマス会、研究発表会で、その際に、招待状、カード、新聞、研究発表の感想などの手書きしたものを贈り合っています。クリスマスカードやお別れのメッセージカードなど、手書きしたものをもらうと、留学生は非常に喜んで書かれたメッセージを何回も読み返していました。帰国後も留学の思い出として大事に保存している学生もいるそうで、留学生と日本人の交流における大切なアイテムになっているほどです。

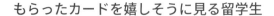
もらったカードを嬉しそうに見る留学生

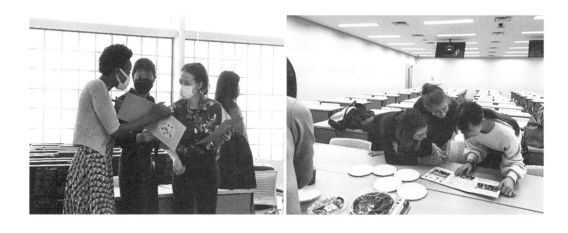

そして今度は、留学生たちが交流授業のことを記事にした新聞を作成し、交流した日本人学生に読んでもらおうということになりました。「楽しかった気持ちを伝えるために、感想の部分を手書きで書いてみたい」という留学生の思いから、次のような新聞が出来上がりました。

留学生による手書き新聞

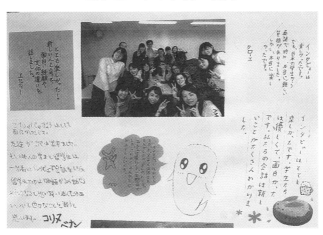

　留学生は手書きカードをもらうことで、瞬時に完成するタイピングよりも時間をかけて自分のために書いてくれたことに喜びを感じ、相手の気持ちにも思いを馳せたりしていました。その温かい伝達様式の世界に感動し、自分たちも贈りたいと思ったそうです。

　もうひとつは、興味深い筆記具の使用です。最近は様々な機能やデザインの文房具が開発されています。ヌンチャク鉛筆、美しいガラスペン、筆ペンなど、留学生の母国にはないような筆記具の使用を体験させてみることです。あるフランス人留学生は、日本のお菓子のパッケージをモチーフにした文房具が大変気に入り、そのシリーズのボールペンやメモ帳を常備するなど、書く習慣が強化されるようになりました。

【留学生だけではない】

　オンライン授業の普及によりタイピングスキルが向上する一方で、手書きスキルの低下という新たな課題が生じているのは確かなことです。留学生が「書けなくなったのはあたりまえ」と先に述べましたが、その原因は、そもそも日本語の文字が多く複雑であること、加えて、オンライン授業の実施により手書きよりもタイピング入力の機会が激増したことにあります。一方、現代日本人も、身近なデジタルツールの使いやすさから手書きすることが減り、機器媒介の文字入力に依存しがちで

あることは以前から言われています。実際、漢字が正しく書けなくなってきたと感じている人は意外と多いのではないでしょうか。オンライン授業を経て平仮名・片仮名すら書けなくなったという留学生は、もしかすると近い将来の日本人の姿なのかもしれません。今回のご質問を通して、便利なデバイスと手書きの共生にどう折り合いをつけていくか、深く考える機会をいただいたように思います。

（小髙　愛）

[注]

（1）平成22年6月7日　文化審議会答申「改定常用漢字表」
　　https://www.bunka.go.jp/seisaku/bunkashingikai/kokugo/kokugo_kadai/iinkai_45/pdf/93390601_04.pdf

[参考資料]

小此木啓吾. 1987.『一・五の時代』筑摩書房.
小髙　愛. 2019. 留学生と日本人学生の交流授業の試み―それぞれの学習言語を使用する交流の意義. 異文化間情報連携学会論叢『I'NEXUS』10号. 1-11.
西村厚子. 2018. 非母語話者同士の英語コミュニケーション―現代に探るその新たな効用. 淺間正通・山下巖（共編著）『グローバル時代のコア・ベクトル―意外性への視線―』遊行社. 153-161.

Q4 直接的国際交流が自粛要請される状況下でのオンライン国際交流の工夫とは？

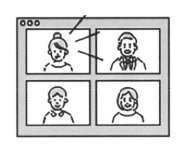

【質問者：高校教師】

勤務する高校が、米国西海岸にある高校と姉妹提携を結んでいた関係で、年2回、国際交流の一環から一定の生徒を受け入れ合ってきました。そして、その際には様々なイベント企画を立ち上げて相互交流を活性化してきました。しかし、コロナ禍では、当然ながら直接の往来は叶わなくなったので、数回のオンライン交流に終始することとなりました。いろいろと知恵を出し合って工夫はしてみたのですが、モニター越しだと何か形式的な互いの発表企画に終始し、盛り上がりに欠けがちでした。何か工夫の余地はあったのでしょうか？

Focus オンライン国際交流の工夫

【高校をめぐる国際交流の周辺】

文部科学省は、国際社会で活躍できる人材の育成を目的とし、国レベルで科学技術、スポーツ、文化などの分野で人的交流を柱とした異文化交流を推進しています。これに触発され、各自治体でも関連する取り組みが活発です。身近な例としては、都道府県または市町村が提携する姉妹都市間国際交流があります。2024年3月9日付日本経済新聞オンライン版では、近年姉妹都市提携が鈍化傾向にあるものの、今なお1800件ほど提携があることを紹介しています。また、青少年交流事業の一環から高校生を相互に派遣し合っている自治体も相当数に上っています。未来を担う青少年少女たちの交流を通して地域の活性化を期待する狙いがあるようです。しかし現実には、社会経験が乏しく外国語運用能力に長けているとは言い難い高校生たちの派遣には、「効果の薄い取り組み」「予算の無駄遣い」「一部だけの盛り上がり」、といった手厳しい声も聞かれたりします。そういった意味では、高校が独自に提携する姉妹提携校交流は、広報やホームステイ先捜し、さらには予算支援など、何らかの形で自治体が絡むケースはあるものの、高校のイニシアチブによるも

のなので理解を得やすい側面があります。

【リアル国際交流からオンライン国際交流へ】

　前述した内容は、もちろん高校生たちの直接的国際交流の話が前提ですが、2020年1月に国内初の新型コロナウイルス感染者が確認され、2023年5月に5類移行した「有事」から「平時」までの約3年間は、多くの高校で生徒たちを派遣したり、先方から受け入れたりする交流が悉(ことごと)く阻まれてしまいました。中には交流自体がすっかり頓挫(とんざ)してしまった学校もあるようです。著しいコロナの感染拡大により、生の異文化交流を夢見て胸を膨らませていた青少年少女たちの胸中を思うと胸が痛みます。直に異文化を体験することで知る多様な価値観や気づきの場が、いっときとは言え、こういった形で失われたのは極めて残念な話です。

　そこで、従来の絆をしっかりと維持したいと考える高校がコロナ禍で取り入れたのが「オンライン国際交流」です。ウェブ会議システムなどを活用して、カメラ越しにリアルタイムで異国の生徒たちと共通の時と場を共有し得ることから、国際理解教育や異文化理解教育の一翼を担う取り組みとして導入する学校が増えています。「時差の問題はどう克服するのか」との疑問の声に始まり、「保護者の経済的負担がなくなるので助かる」とか「オンラインによる交流がどんな学びに繋がるのか」といったように、賛否両論の声も聞かれますが、ここではそのメリット・デメリットは別にして、あくまでも無機質になりがちなオンライン国際交流に血を通わせる視点でひとつ考えてみたいと思います。

【デジタル/アナログがコラボしたオンライン国際交流】

　コロナ禍における高校レベルでのオンライン国際交流の実践は、文部科学省のウェブサイト「高等学校におけるオンライン国際交流の事例」[1]に広く紹介されているので是非ご覧いただけたらと思います。そして、これらの取り組みを眺めた上で類型化してみると、下記の5つに集約できそうです。

1. テーマ設定によるプレゼンテーション交換（相互文化紹介など）
2. 定まったテーマをもとにしたディスカッションの実施
3. 協働作業によるイベント実施またはウェブ作品創作
4. ゲームなどの娯楽的要素を絡めた親睦交流
5. 多様な個別ペアリングを通して育む友情交換

そこで、御質問内容に照らしてみると、上記1ないしは2の内容に該当するものと思われるので、筆者もコロナ禍で同様の経験をし、それなりに創意工夫対応し

た実践経験があることから、ここに紹介してみたいと思います。

◇フィンランド・カラヨキ（Karajoki）高校との交流実践◇

　フィンランド西部、バルト海沿岸にあるカラヨキ市は、全長8キロに及ぶ砂浜に恵まれた人口1万2千人ほどの風光明媚な街で、夏には多くの観光客で賑わいます。そのカラヨキ市ですが、同じく美しい海・砂浜を有し、地形も似通う島根県出雲市と2003年に姉妹都市提携を結びました。これを機に積極的な国際交流が展開され、教育交流も活発です。

　2019年からは「フィンランド・プロジェクト」と称して、カラヨキ高校と当時筆者が勤務していた出雲西高等学校との間で交流がスタートすることとなりました。その活動内容は、来日を予定しているカラヨキ高校の生徒たちと事前にオンラインを通して双方の文化紹介や学校ツアーを行うことで事前学習し、来日時に共感的な再会に至れるよう采配したものでした。時差の問題に苦労し、事前準備には相当の労力を要しましたが、参加した生徒たちは未体験かつ同年代の生徒たちとの交流であったため、自然とモチベーションを高めていったようです。この様なプレ交流が奏功してか再会時の感激は一入(ひとしお)のようでした。

カラヨキ高校とのプレ国際交流

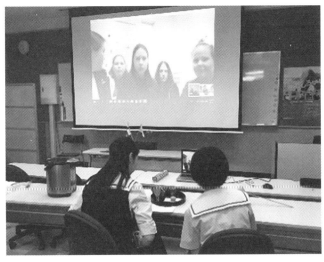

　しかし、2020年からはコロナの影響で直接交流が不可能となり、2021年の活動にあっては、互いの国の象徴的な品（日本からはコミックブックやフィンランドからはチョコレートや市名ロゴ入りボールペンなど）を紹介した動画を双方の生徒たちが作成し、それらを一緒に船便で送り合い、現物到着後、その特徴や由来、使用目的、そしてまた諸々の感想をオンライン上で相互に忌憚(きたん)なく吐露してもらいま

した。こちらからの贈り物と動画、あちらからの贈り物と動画が届いた時には、両国の生徒たちが共に感動しきりであったのが忘れられません。その後に関して言うと、誠に残念な話となりますが、コロナによる両学校全体の自粛ムードが高まって、オンラインでの交流が一時的に途絶えてしまいました。

日本から贈ったコミックブック　　　フィンランドからのチョコレート

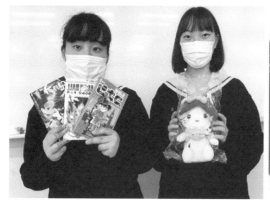
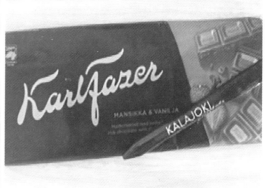

　しかし、双方の生徒たちの生きた声、すなわち「コロナに負けず交流を続けてゆきたい」との強い思いから、Padlet（Webブラウザで利用可能なオンライン掲示板アプリ）を使い、時差に捕われずに伝言を載せ合う新たな形での交流が復活しました。ゲームなどでオンラインに慣れている世代の為、Padletに搭載されている多様な機能の活用には何ら抵抗感はなく、好きな時に好きなように伝言掲示板に自分のメモを載せるこの取り組みは、非対面ではありましたが、活発に交流の維持・推進に貢献したように思います。

【オンラインに「オフラインの心」を通わす工夫を！】
　国際交流は、やはり対面で行う方が心も通い合うことから、新たな発見や気づきに繋がりやすいのは言うまでもありません。また人脈も広がりやすく、自らの世界観もより明確に広がる可能性に満ちています。では、オンライン媒介の交流は絶えず無機質な物に終始するのかと問えば、決してそうではありません。情報社会ならではのコミュニケーションツールを巧みに駆使しながら、と同時に昔から経験知として育まれてきたアナログ的な手法を一つ噛ませるだけで、活きた交流に繋がるものと確信します。前述した筆者の体験は決して斬新でもなく、また独創的とも言えないかもしれませんが、オンラインに心が通った瞬間であったことだけは確かでした。デジタル妄信社会の現代において、参考にしていただけたら幸いです。

（松浦淳子）

［注］

（1）文部科学省「高等学校におけるオンライン国際交流の事例」
　　　https://www.mext.go.jp/a_menu/koutou/ryugaku/koukousei/

Q5 ニューノーマルとして他校と差異化できるような学校広報の仕方とは？

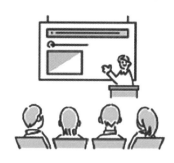

【質問者：高校教師】

> 高校の教員をしており、広報委員会の委員長を仰せつかっています。コロナ禍以前は、一律対面ありきで、訪問にやってくる中学生たちに学校紹介の説明会に加えて、授業や部活動の見学機会、さらに充実した質疑応答の機会を設けたりして、自校に興味・関心を寄せてもらえるよう学校公開などを采配してきました。しかし、多くの学校と同様に、現在は状況に併せて対面と非対面を使い分けたりしています。すべて対面であったならば自校の良さをしっかりと伝えることができる自信があるのですが、このニューノーマルな手法に頼るとどうしても他校との差異化が悩ましい次第です。何か良いヒントはないものでしょうか？

Focus 学校広報の差異化

【回答に先立って】

　2020年のコロナ禍を契機に、企業・行政・学校などではコミュニケーション手段のデジタル化に加え、データとデジタル技術を活用してビジネスモデルそのものの変革を図り、人々に新たな価値の提供を目指すDX（デジタルトランスフォーメーション）化が一気に加速しました。従来の常識や価値観が一変し、新しい常態が生まれつつある中で、企業や組織がこの変化に迅速かつ柔軟に対応していく必要性を、2008年のリーマン・ショック時に「ニューノーマル（新常態）」という言葉で提唱したアメリカのエコノミスト、モハメド・エラリアンの洞察力には驚かされます。エラリアンが広めた「ニューノーマル」の概念は、まさに今、現実のものとなっています。

【ニューノーマルに対応した学校広報の新たな可能性】

　さて、コロナ禍に端を発したニューノーマル社会の到来により、家庭・教育・社会の場でのコミュニケーション様式も随分と変化してきたようです。ご質問の前提

となっている学校の広報活動に限って捉えた場合でも、必要に応じて対面およびオンラインを使い分けて実施するハイブリッド（hybrid）型が主流となりつつあるようです（本稿では、ニューノーマルな時代の学校の広報の仕方を便宜的に「ハイブリッド広報」と呼ぶことにしてみたいと思います）。したがって、「他校との差異化」については、従来以上に悩ましいところです。しかし、ハイブリッド広報の手法に依れば、従来の対面中心の広報にはなかった新たな可能性が秘められているのも確かです。

　まず、デジタル技術を活用した非対面の広報手法は、地理的な制約を超えて、より広範囲の中学生や保護者に学校の魅力を届けることができます。Webサイトやソーシャルネットワーキングサービス（SNS）などアクセス型メディアの活用により、学校の雰囲気や特色、生徒の表情、授業や部活動の様子、在校生、教職員や卒業生の声などをリアルタイムに近い状態で伝えることが可能になります。さらに、ビデオ会議システムやAIチャットボットを利用したオンラインでの質疑応答の機会を設けることで、中学生一人ひとりの関心や疑問に丁寧に応えることができ、従来に比して学校への理解をより深めてもらうことが可能になります。対面では実現しづらかった、きめ細やかなコミュニケーションが取れるのがハイブリッド広報の強みです。

　加えて、ハイブリッド広報であったなら、学校の独自性を際立たせる機会にも繋がります。例えば、生徒会などが主体となり、公式YouTubeやInstagram用の学校紹介動画の制作を行い、学校案内冊子や学校公開ポスターの二次元（QR）コードから閲覧できるような仕組みを作ることで、他校とは一線を画す魅力的な広報コンテンツが生み出せるかもしれません。また、対面の学校公開では、中学生が実際の授業を体験する機会、中高生が交流や対話をする機会を設けるなど、対面ならではの長所を活かせるよう、より特化した広報にも取り組めます。

　このように、ハイブリッド広報による手法は、従来の対面中心の広報にはない新たな可能性を有しています。状況に応じて柔軟に対面と非対面を使い分け、学校の独自性を最大限に引き出すことで他校との差異化を図ることができるはずです。ぜひ、この変化を好機と捉え、生徒や保護者の皆さんに学校の魅力を思う存分に伝えていってほしいものです。

【公立高校と私立高校の広報の差異】

　ご質問者が所属する高校が公立か私立かによって、ハイブリッド広報を検討する際の留意点が異なります。公立高校と私立高校では、学校の性質や運営形態の違い

から、広報の目的、手段、体制に大きな差異があるためです。

　公立高校の場合、広報の主な目的は地域の中学生や保護者に対して、自校の特色や魅力を効果的に伝えることで入学希望者の確保に繋げたい側面があります。そのため、近隣の中学校への訪問、学校説明会の開催など、地域に密着した広報のプロセスが要(かなめ)となってきます。ただし、公立高校では教育委員会の規制により、デジタルツールの活用などには一定の制約があるため自ずと限界があります。加えて、公立高校の場合にはアウトソーシングに容易に依存できない予算的な事情もあり、教職員の自主的な取り組みに委ねられているのが一般的です。

　一方、私立高校の場合、その広報の在り方は公立高校とは異なり、組織的に整備された広報部門と専門性の高い人材を配置することで、効果的な活動を展開できるのが魅力です。十分な予算と人員を確保して対応できることから、学校の独自性や競争力を中学生や保護者に直接アピールしやすいハイブリッド広報の展開が可能となります。これにより、入学者数の確保と学校の評価向上を直接に目指すことができ、自校のWebサイト、SNSや動画配信の充実に加え、AR（拡張現実）、VR（仮想現実）、メタバース（3次元仮想空間）など、新しいデジタルツールを積極的に活用していくことも可能となってきます。

　このように、公立高校と私立高校の広報には大きな差異があるものの、如何に学校の魅力を効果的に発信し、結果としてどれだけの中学生や保護者に関心を寄せてもらえるかといった点は共通するテーマです。自らの学校の個性や特色に応じて柔軟に対面要素と非対面要素を選別して使い分けながら対応していくことこそが、ニューノーマル時代の学校広報の鍵となっていくのではないでしょうか。

【安心・安全と組織風土を活かした魅力的広報】

　コロナ禍の教訓を得て到来したニューノーマル社会には、学校の広報活動においても、「安心・安全」の視点は重要です。しかし、同時にまた、学校の組織風土を活かすことも不可欠となってきます。そこで、豊福（2009）による組織成長段階論の考え方が役立つこととなります。すなわち、学校広報においても「認知」「信頼」「説得」「協働」の4つのステージを意識してみたいものです。

　まず「認知」に関してですが、学校公式サイトやSNSを通じて、感染症対策や防犯、交通安全などの安全面での取り組みを発信するとともに、教職員や生徒の笑顔溢れる様子を紹介することで学校の温かな雰囲気を演出し、関心を喚起することができます。次の「信頼」の段階では、教職員や在校生、卒業生による生の声を届けたり、オンラインで授業や部活動の様子を動画で紹介したりするなど、学校に対

する親近感と安心感を伝えることが不可欠です。施設の清潔さや居心地の良さ、通学路の安全性など、生徒の安全を支える取り組みを具体的に示すとともに、教職員の熱意や生徒の活気ある姿を描くことで、保護者の信頼感と共感を醸成することができます。

　「説得」の段階では、感染症対策や防犯、交通安全など、安全面での取り組みを丁寧に説明しつつ、学校の明るさや楽しさ、生徒の成長の様子、教職員の熱意など、学校の良さを具体的に特徴付けて示すことで、「この学校に入学したなら、きっと自分も楽しく、明るく、そして希望をもって高校生活を送れそう」といった、意欲喚起が期待できます。最後の「協働」に関しては、中学生や保護者が学校の一員として参加・協力する機会を設けることで、学校への愛着と帰属意識を醸成することが可能となります。

　このように、安心・安全な環境の創出や学校の組織風土を活かした広報活動は、単なる情報発信にとどまらず、中学生や保護者との深い絆を築くことに繋がります。他校との差異化を図るには、学校の魅力を効果的に発信するだけでなく、学校への理解と共感を醸成し、学校と地域が協働して学校の発展を支えていく、そんな好循環を生み出すことが重要かと思われます。

（平井雅康）

[参考資料]

国際大学グローバル・コミュニティー・センター. 2010. これからはじめる学校広報ガイド.
　　https://gakko.site/eduwoods/doc/100330man_schoolPR.pdf
佐藤杏樹. 2021. プレスリリース配信サービスPR TIMES記事. 学校広報は具体的に何をするの？.
　　https://prtimes.jp/magazine/school-pr
豊福晋平. 2009. 説得段階の学校広報における情報再編集・要約機能. 日本教育工学研究報告集.
　　JSET09-5. 147-151.

Q6 教育実習を経験することなしに教員免許は取得できるのですか？

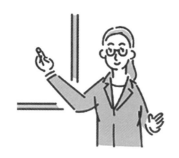

【質問者：高校生】

来年（2024年）3月に高校を卒業し、4月からは小学校教師養成課程を持つ4年制大学で学び、将来は公立の小学校教師になりたいと思っています。そこで、教員免許取得には教育実習が必須となるのですが、あまり実感がわかないため、その目的や方法を含めてネットでいろいろと調べていたら、書き込み欄の中に「教育実習が新型コロナウイルス感染症の影響で実施されなかった」とありました。教員になりたいという将来の夢をどうしても叶えたいので、もし同じような状況が再び発生したらと思うと、とても不安です。再び教育実習が受けられない状況に置かれたなら、いったいどのように将来設計と向き合ったらよいのでしょうか？

Focus コロナ禍の教育実習

【回答に先立って】

　教職課程や医療系国家資格など、学外施設での実習が資格取得に必要なカリキュラム体系となっている大学の学部・学科等では、コロナ禍での教育実習や臨床実習への対応は、文部科学省や厚生労働省からの通達により、各校に実施の有無を含めて一任されることとなりました。外部施設とのやり取りを伴わない、学内での実習であれば教育施設全体の方針に従い、通常の講義と同様に、密閉・密集・密接といった3密を回避しながら代替措置として特別対応することが可能となったわけですが、教育実習や臨床実習の場合は、たとえ内部対応とは言え、外部施設との擦り合わせが不可欠なため、従来の提出書類に加え、追加書類の提出が求められたりしました。例えば、クラスター発生時や濃厚接触者となった場合に備えて、屋外に出かけた日時や場所、出会った人、マスク着用の有無などを記載する行動記録表がそれに当たります。また、ワクチン接種証明書の提出はさることながら、コロナの流行状況（緊急事態宣言や変異株の出現など）に応じ、適宜リアルタイムでの対応が要請された次第です。

【国によって配慮される合理的な後押し】

さて、ご相談内容からすると、大学入学後に今後また不測の事態が発生したらどうすべきかと、ネット上に書き込みした人のコメントが不安材料となり、キャリア形成上の懸念を抱かれているようですが、結論から申し上げますと、状況に応じて国による救済措置が都度講じられたりするため、御心配は不要かと思います。おそらく、ネット上に書き込みした方は、単に対外的な教育実習の実施の有無について述べたに過ぎないものと思われます。

そこで、その救済措置についてより具体的に申し上げますと、教員免許に関しては、コロナ禍の最中である令和2年（2020年）8月11日に発出された「教育職員免許法施行規則等の一部を改正する省令の施行について（通知）」（2文科教第403号）(1)が不安解消の根拠となります。その要旨とは、令和2年度限りの特例的な取り扱いとして、新型コロナウイルス感染症の影響によって教育実習を実施できない場合には、大学で開設されている課程認定を受けた科目（教育実習以外）や学内での代替実習などを組合せて教育実習の単位とすることができるとの内容です。もちろん、コロナ感染の状況が長引く場合には、当然ながら特例措置の配慮も延長の運びとなるはずです。無論、前述の科目にあっては、関係者による念入りな検討を踏まえ、質的に教育実習に価し得ると判断された講義や実習が前提となるのは言うまでもありません。

ちなみに、筆者も勤務する大学で医療系国家試験の臨床実習を担当していますが、コロナ禍では学内実習にて対応いたしました。ただし、国家資格受験に関して申し上げますと、コロナに罹患した学生は、その受験を見送らなければならないという過酷な条件が突きつけられたため、該当学生に対しては正直同情の念を拭い得ませんでした。なお、濃厚接触者に関しては条件付きで別室受験が認められることとなったので、ほっと胸をなでおろした次第です。受験生は受験生で、年1回限りの大舞台に向けて、臨床実習の心配にも増して国家資格受験日までの体調管理や行動管理に気を配らなければならなかったので本当に大変そうでした。

【教育実習の意義を如何に捉えるか】

さて、話を戻し、先にコロナ禍における教育実習の単位の取り扱いに関する特例措置について触れたわけですが、「教員になりたい」という強い思いとは裏腹に、教育実習機会の有無のみに拘られている様子が気がかりです。ご質問者からのご質問内容にあっては、その明確な文脈が綴られていないので、多少軽率な指摘になるかもしれませんが、次の点は是非とも心に留めておきたいものです。

すなわち、教育実習の意義としては、実習という経験を通してこそ対峙可能な自らの教員適性に対する内省、教員としての多様な仕事内容への気づき、生徒との関わりの中で知る種々の配慮、といった貴重な学びの機会が存する点です。特例措置による学内実習での代替措置では、どうしても教育に付随しがちな諸々の葛藤場面が再現されにくい状況にあるので、そこはまた別の話となります。いずれにせよ、前述した意義に目を向けることができて初めて、人間的な感化が溢れる教育の場での教師としての真価が発揮できるのではないでしょうか。

　余談となりますが、令和6年3月27日に文部科学省より公表された「令和4年度学校教員統計（確定値）」[2]では、公立小学校および公立中学校の教員の定年退職以外の離職理由は「転職のため」が最も多く、「精神疾患」も平成30年度より増加しています。また、令和5年10月20日に厚生労働省より公表された「新規学卒就職者の離職状況（令和2年3月卒業者）」[3]では、就職後3年以内の離職率は、新規大卒就職者が32.3%（前年度より0.8ポイント上昇）と、約3人に1人が3年以内に離職している実態が明らかとなっています。そこで、その歪を補おうと、人材育成への注力が図られるわけですが、めぐりあわせは運とも言える「上司ガチャ」や「配属ガチャ」という言葉の広まりにも見られるように、人間関係や仕事内容に不満や不安を抱く新卒者が増えてきている現実があったりします。そういった点をも鑑みると、まさに「教育実習」は学んだ知識と実践のPDCA（Plan［計画］、Do［実践］、Check［測定・評価］、Action［対策・改善］）の格好の場であり、自らの教員適性と教育方法の課題を省察する絶好の機会であるのです。

【教育環境変化への対応を可能とする自助努力】

　とは言っても、コロナ禍のように対面での教育実習ができない状況下では、上述のような経験を積むことができず、将来設計にも狂いが生じ、ご質問者のように不安を抱くのも当然のことかと思います。コロナ禍のように、これまでの生活そのものが激変する状況に再び見舞われることは想像しにくいかもしれませんが、そのような状況に大学入学後にまた遭遇なさったとしても、あくまでも恩寵的試練と捉え、子どもたちの教育に活かせる自助努力の場と昇華してみてください。今の子どもたちの教育には、授業を一方的に聴かせ学ばせるだけの教育手法は最早馴染みません。主体的に学び考える力こそが現時代的な要請なのです。AI技術の顕著な進展により、将来なくなると危惧される職業がある一方で、新たに生み出される職業もあるはずです。いわば、予測困難な時代の到来が予見される昨今だからこそ、小学校学習指導要領でも明示されている「生きる力」がとても重要になります。これ

から教育者を志す若い人たち自身が、その意味をあらためて自らに問い直し、またコロナと共に生きたからこそ得た「生きる力」のエッセンスを、是非とも将来向き合う子どもたちの教育に活かして欲しいと思います。

　そこで、そういった意味での一案として、いささか突飛なアイデアかもしれませんが、もしまた特例措置下での教育実習実施となった場合には、実習予定先の学校に協力理解を求め、実習先の指導教員にも参加協力を仰ぎ、実習生が主体的に議論し得るオンライン会議の場を、志を同じくする仲間たちと設けてみるのはどうでしょうか。例えば「コロナ禍での生徒たちの行動変容」をテーマに現場の声に耳を傾けながら理想と現実のギャップについて議論し合うことで、多面的な気づきが得られるかもしれません。

　最後に、繰り返しとなりますが、教員免許や国家試験などの取得に必要な学外実習の単位にあっては、非常時には何かしらの国による対応がなされるのが常です。ですから、そのことを案ずるよりもむしろ、教育実習そのものの意義に対する問題意識を先鋭化し、将来を担う子どもたちに上手く教育還元できるよう今から意識改革していってほしいと思う次第です。そして、それこそがご質問者が最終的に案じられている将来設計の核心中の核心であることを信じて疑いません。

大学での代替実習風景

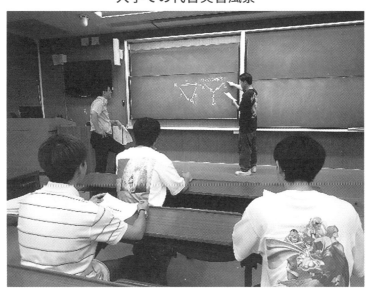

（池　浩司）

[注]

(1) 文部科学省「教育職員免許法施行規則等の一部を改正する省令等の施行について（通知）」2文科教第403号、2020年8月11日。
https://www.mext.go.jp/content/20200811-mxt_kouhou01-000004520_1.pdf
(2) 文部科学省「学校教員統計調査－令和4年度（確定値）結果の概要－」
2024年3月27日。
https://www.mext.go.jp/b_menu/toukei/chousa01/kyouin/kekka/k_detail/1395309_00005.htm
(3) 厚生労働省「新規学卒就職者の離職状況（令和2年3月卒業者）を公表します」2023年10月20日。
https://www.mhlw.go.jp/stf/houdou/0000177553_00006.html

Q7 人と関わることに自信がなくなった自分を再び取り戻すにはどうすればよいですか？

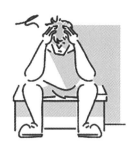

【質問者：大学生】

> 高校入学後、新型コロナウイルス感染症のためにしばらく登校できませんでした。登校できるようになっても気軽に友達と話したりできないし、お昼ご飯も座席移動が認められず黙食を強いられたりし、せっかくの出会いとなった同級生たちとこれといった関わりがもてないまま卒業してしまいました。失われた時間を取り戻したく新しい出会いを期待して大学に進学しましたが、いざ大学に通いはじめてみると、同世代の仲間たちにどう話しかけたら良いのか、何をどう話したら良いのかわからなくなっている自分に気づきました。このまま人と関わるのが苦手な自分が確立されそうで不安です。失ったものは取り戻せないと半ば諦めの境地にいる自分ですが、果たしてそんな割り切り方をしていて良いのでしょうか？

Focus コミュニケーション不全の解消

【コロナ禍で失ったもの―あいまいな喪失とはさみ状格差】

　私たちがコロナ禍で失ったものは何でしょうか。

　コロナ禍以前、学校生活は対面での交流によって成り立っていたものがほとんどでした。しかし、コロナ禍の大学では、サークル活動や大学祭、そしてまた留学といった貴重な交流や経験の場が悉く奪いとられてしまいました。

　アメリカの家族社会学者であるポーリン・ボス（2015）は、死や肉体の不在といった明確な喪失に比して、行方不明となった兵士の家族や認知症になった人の家族などが体験する、あいまいさをもった喪失の存在を見出しました。「あいまいな喪失」は、何がいつ失われたのかがはっきりしないため、解決に至らないままとなり、回復や対処が難しいのが特徴です。コロナ禍で生じた人間関係構築の機会の喪失は、まさに「あいまいな喪失」と言えるのではないでしょうか。

　コロナ禍真只中の 2020 年 4 月、新入生に対してオンラインコミュニケーション・ツールを用いたグループワークを行い、彼らの大学生活の様子を聞いてみました。

すると、もともと人間関係づくりが得意であった学生たちの場合は、コロナ禍においてもSNSなどを使って同級生と素早く繋がり、すでにサークルにも所属していたことがわかった一方で、それが苦手な学生たちにあっては、同級生たちと比べて何もできずにいた自分の姿からますます内向きになり、焦りを募らせていました。

　コロナ禍が始まった頃、皆が同じ不自由さを味わいました。しかし、しばらくすると慎重に振る舞う人々がいる一方で、楽観的に振る舞う人々も出始めるなど、少しずつ社会の受け止め方にも温度差が生じてきました。罹患の有無や症状の軽重といった点が関係しているのかもしれませんし、多くの企業が多大な経済的損失を被る中でフードデリバリー業界に象徴されるように、業績アップに繋がった企業が現れたのもその背景にあったのかもしれません。いずれにせよ、このような格差は、震災を始めとする自然災害時でも指摘されてきたことでした。いわゆる「はさみ状格差」と呼ばれる現象です。1995年の阪神・淡路大震災の復興に尽力した精神科医の中井久夫氏（1997）が、復興の過程の中で生活再建が上手くいく人と取り残される人の格差が徐々に開いていく様を、刃元から刃先に向かって広がるはさみの形状になぞらえて称したのに由来します。先ほどの新入生のエピソードは、人間関係づくりにおける「はさみ状格差」を感じさせる出来事でした。

【不安や焦りが引き起こす心理的視野狭窄（きょうさく）】

　目に見えないウイルス、さらには未知であるがため、どの程度の症状を伴うのかもはっきりしないのが新型コロナでした。映画を観ているような非現実的な世界がリアルな世界として迫ってきたわけです。そうした状況は人々の間にとてつもない不安感を植え付けました。

　心理学において「心理的視野狭窄」と言われている現象があります。それは不安や焦りといった心理的要因によって、物事を捉える視界が狭くなるというものです。例えば、朝、寝坊をしてしまったときに焦ります。このような普段とは違うストレスが生じたとき、普段ならしないような忘れ物や電気の消し忘れ、鍵の閉め忘れなどをついついしてしまいます。それは焦りによって、注意の向く範囲が狭まってしまっているために起こります。そして、ストレスとそれに伴うミスが常態化していくと、徐々に「自分はだめだ」というような思考の偏りが生じてきて抜け出せなくなっていきます。

　コロナ禍で人間関係構築の機会を失い、不安や焦りの気持ちでいっぱいになった状態では上手にコミュニケーションを取ることは難しく、事態は好転していきません。むしろ「自分のだめさ」ばかりを考えてしまうようになっていくのです。心理

的な問題の多くはこのような悪循環構造が形づくられていくことで生じています。

【喪失や視野を回復する】

　私たちは喪失を味わったとき、悲しい気持ちを乗り越えようと喪の作業を行います。例えば、大切な誰かを亡くしたとき、葬儀や法要を執り行うことによって死者への気持ちを整理していきます。フロイトはこのような喪失した対象への思いを振り返り、現実を受け入れていく心理的なプロセスのことをモーニング・ワーク（mourning work）と呼びました。この作業は、個人差はあるものの、ある程度長い時間を必要とします。まず、そのことを知っておくことが喪失からの回復に役立ちます。あらかじめ時間がかかることを知っておけば、焦る自分を抑えることができるのです。

　また別の役立つ視点もあります。不安や焦りが心理的視野狭窄を引き起こすわけですから、視野を回復するためには反対のことを考えてみるのが大切です。つまり、日々の生活の中で安心感が保てるような視点への移動です。例えば、「できていないこと」に視点を置くのではなく「できていること」に目を向けるわけです。人間関係はうまくいっていないけれど、「授業の予習復習はできている」「授業には参加できている」、あるいは「身の回りの整理整頓はできている」といったようなことは少なからず思いつくことでしょう。そして、できていることが沢山あると思えるようになってきたら、「友達」にこだわらない人間関係に目を向けてみるのも良いかもしれません。ボランティアやアルバイトなど、「仲良くなること」を前提としない人間関係の方がかえって気楽に対峙できるのではないでしょうか。そして、ひとたびそのような循環が生まれてくると、もともと気にしていた友人関係についても良い影響が生じてくるはずです。視野が回復し、心に余裕や柔軟性が生まれてくるからです。

　さらには、ネガティブな考えや短所を、物事の捉え方を変えることによってポジティブな考えや長所として捉え直す思考方法を試してみても良いかもしれません。リフレーミング（reframing）と呼ばれる心理学のテクニックです。試しにやってみましょう。自分の性格を「優柔不断」と評価しているとします。「優柔不断」と言うとネガティブな印象になりますが、この表現をポジティブな表現に言い換えることを試みます。「慎重」と言い換えることができます。そのように言い換えることによって認識自体の変化も期待できるのです。

【過去は変えられる】

　私たちはコロナ禍において様々な局面で自粛を余儀なくされました。本来あるはずの人と人との直接交流の機会がなくなり、人と関わることに苦手意識を持つようになってしまった人たちも少なくないと思われます。コロナ禍を恨めしく思うのも無理はありません。

　「過去は変えられない」と言いますが、確かに起きた出来事自体を変えることはできません。しかし、例えば、勉強やスポーツでの失敗や挫折体験が、その後、自分を成長させた経験として捉え直されることがあります。なぜ、そのような認識の変化が起きるのでしょうか。実は、過去をどう捉えるかは現在の自分の心理状態が大きく影響しています。現在の自分が不全感を抱えていれば過去の出来事もネガティブな認識に、充実感を覚えていればポジティブな認識に傾きます。過去の事実は変えられませんが、意味は変えられるのです。その際、「今」の自分に視点を移すことが過去を変える鍵となります。どんな些細なことでも、「今」取り組んでいることをひとつひとつ、一生懸命にやりきってみてください。その達成感や自己効力感とともに過去の意味が変化していくはずです。

リフレーミング（reframing）の参考例

優柔不断	⇒	慎重
だらしない	⇒	おおらか
がんこな	⇒	意思が強い
せっかち	⇒	?
おとなしい	⇒	?
雑な	⇒	?
うるさい	⇒	?

試してみよう！ポジティブな言葉に言い換えてみましょう。

（佐川眞太郎）

[参考資料]

ポーリン・ボス．2015．中島聡美・石井千賀子（監訳）『あいまいな喪失とトラウマからの回復』誠信書房．

中井久夫．1997．巻頭言　鋏状格差から曖昧模糊へ―しかし問題は残っている．『精神医療』4-12(87)．批評社．

Q8 AIと本格的に向き合う時代に教養はどうやって身につけるべきですか？

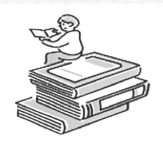

【質問者：大学生】

これまで、人生が豊かなものとなるためには様々な教養が必要と考え、ジャンルを問わず読書を続けてきました。おかげで、社会の諸問題についてそれなりに自身の考えを持ち、大学の友人や先生方と議論もできるようになりました。コロナ禍でも、電子書籍を通して読書は続け、友人や先生方ともオンラインで議論を交わしたりしてきました。ところが、期同じくして出現した生成AIにより、レポート課題への対応はもとより、前述したような方法で教養を身につけなくとも様々な問いに対して簡単に答えや情報を提示してくれるようになりました。AIと本格的に向き合うこれからの時代、「教養の身につけ方」とはどうあるべきなのでしょうか？

Focus AI時代の教養獲得

【教養とは何か】

教養とは何かということについては、古くは古代ギリシア時代から今日に至るまで、連綿と人間が問い続けてきたテーマなのですが、時空による微細な揺らぎを経ながらも、「人間自身の内面の完成につながる素養」という解釈においては共通しているといえそうです。そしてそれは、特定の目的のために磨かれる技術や知識とは異なる方向性を持っているものともいえます。例えば、古代ギリシア時代には、教養は「パイデイア」（paideia）と呼ばれ、普遍的な知識ばかりでなく人間の徳を育むことを目的としており、職人の実際的な教育であった「テクネー」（techne; 技術）とは一線を画していました[1]。

19世紀に産業の機械化が進展し、教養の是非議論が高まる中、イギリスの批評家のマシュー・アーノルド（Matthew Arnold）は、その著『教養と無秩序』の中で、「わたくしが示そうと努力したのは、教養が完全への努力と追及である、あるいは、でなければならないことと、美と知性、換言すれば優美と英知とが教養によって追及される完全のおもな性格であるということであった。」[2] と述懐してい

ます。すなわち、人間が完全なものとなるために必要なものが教養であるといっているのです。

　教養が必要であるかどうかの議論は、現代でも頻繁に生じ、その論調はたびたび変化します。大学の教養教育が必要かどうかの議論が大々的に起き、結果として大学から「教養部」がなくなり、より専門教育を重視するようになった大学が急増したのが約30年前くらいからです。これは、前述の古代ギリシア時代の言葉を借りれば、「パイデイア」より「テクネー」を重視した選択といえるでしょう。ところがここにきて、大学の教養部解体の火付け役となった産業界から、今度は教養の必要性を唱える声が高まってきています。AI隆盛の現代において、「テクネー」のみではAIに勝てないことが多岐にわたって明らかになり、あらためて「パイデイア」の重要性があぶり出されてきたからかもしれません。

【AI時代の到来で揺らぎ始めた思考】

　AI時代の大学教育が、生成AIツールの出現によって大きな変革期に遭遇しています。生成AIツールの代表格とも言えるChatGPTをめぐり、各大学では、その授業や学習における方針を急遽表明することに追われている昨今です。東京大学では、2023年5月26日に、「東京大学の学生の皆さんへ：AIツールの授業における利用について（ver. 1.0）」という文書を、東京大学の暫定的な方針として公開しました[3]。ここで挙げられている8つの方針のうち、「5．［教育効果の重視］」には、「大学での学びにおいては、知識生成の過程や洗練化の過程を通して思考能力を高めることが重要です。生成系AIツールでは、情報を収集・整理する作業を自動化し結果だけを表示します。生成系AIツールで生成された文章をそのまま授業課題の回答とすれば、この貴重な思考過程の訓練の機会を逸することになり、長期的には当人の能力向上が損なわれます。授業によって、利用禁止にしたり、利用に一定の条件を設定するのはこのためです。」と書かれています。すなわち、大学の学びでは思考能力を高めることが重要であるとし、生成系AIツールで生成された文章をそのまま回答とすることは、貴重な思考過程の訓練の機会を逸することになると主張しています。思考過程の訓練こそが、マシュー・アーノルドの言う完全への努力と追及である教養へ繋がる大きなものであると述べているかのようです。

　そして、なぜ教養が人生を豊かなものとするために必要かといえば、古代ギリシア的にいう「徳を育むこと」こそ、幸福に至れる道となるからです。この「徳」のことを、マシュー・アーノルドは「完全」と表現しているのではないでしょうか。そして、東京大学の「AIツールの授業における利用について」にある当人の能力

向上は、「徳」の獲得への必須アイテムの一つになるといえます。

【人間による回答/AIによる回答、その本質的な違い】

　ここまで教養について考察してきましたが、これで分かるのは、教養とは、あくまでも人間に育まれるものであるので、ご質問者の問いにある「生成AIにより、レポート課題への対応はもとより、前述したような方法で教養を身につけなくとも様々な問いに対して簡単に答えや情報を提示してくれるようになる」ことは、教養が育まれる主体である人間を経ないアウトプットが提示されることであるため、教養の涵養には直接的には何のプラスの影響も与えていないといえるのです。

　よく耳にする誤解として、例えば、ChatGPTが生成する文章が、内容的にも文章的にも人間が作成する文章以上の完成度を持っているなら、人間が思考して文章を練り上げなくても、ChatGPTに任せてしまえばよいではないかという意見があります。これについては、半分当たっている側面がある一方で、「教養」という観点から見れば全く的外れな意見ともいえます。単にChatGPTが生み出す結果の方が優れているのなら、思い切って任せてしまってもよいでしょうが、教養という観点からみれば、人間が作成する文章とは、教養の主体である人間のアウトプットということに過ぎず、主たるものではないのです。「主」は教養であり、作成された文章はその表現であり「従」ということになります。例を挙げると、中身を磨いていない人が表面をうまく取り繕って一時的にうまくいったとしても、いずれ中身を磨いてきた人に凌駕されることになるのと同様、アウトプットである文章より、その主体である教養の方が中心にあるといえるのです。それゆえ、先の東京大学の文章にもあったように、ChatGPTに任せてしまい、結果として思考能力を高める機会を逸することは、貴重な教養を高める機会を逃すことに繋がるのです。

　これはChatGPTに限らず、AI全般にいえることですが、古代ギリシア時代の言葉の「テクネー」的な面でのみAIを使うのであれば、これほど強力なツールはありません。将来、AIに取って代わられる業務として挙げられているものは、このような「テクネー」的なものばかりといえます。

　筆者は理論物理学を専門としていますが、専門書で学習し、演習問題を解けるようになったとしても、その段階での理解は、表層の部分を理解したに過ぎません。研究を重ね、数式に現れる項の役割が分かったときに、初めて腑に落ちた理解になります。なぜか教養の涵養の過程に似ています。

【AI 時代の教養の身につけ方】

　以上の話から、AI 隆盛の今の時代になっても、教養の身につけ方に本質的な変化はないといえます。しかしながら、AI と共存している現在は、教養を身につけるという点において、強力なパートナーが出現したと捉えることができます。

　ご質問者がこれまで読書を重ねてきたことや、様々な人と議論を重ねてきたのは、広く、深く、様々な教養を有する人々との議論等を通じ、思考能力を高め、教養を涵養することが目的でした。より広く、深い知識、経験を有する人々からの刺激は教養の涵養に、より寄与してくれたと思います。

　翻って AI に目を向けると、AI は、生きているどの人間よりも学習を重ねてきた存在であり、どんな人間よりも多くの知識を蓄積している存在といえます。例えば、将棋の棋士が AI に敵わ(かな)なくなってから久しいですが、AI は、棋士が一生かけて追える棋譜の数をはるかに上回る数の棋譜を短時間のうちに学び、知識として蓄積しています。そうだとすれば、AI、例えば、ChatGPT を通じた議論からは、どんな人間との議論からよりも広く深い知識を得られる可能性が高いといえることになります。特定の分野に詳しい専門家はたくさんいますが、ChatGPT のようにどんな分野の質問にも一定程度以上のレベルの回答ができる人間はいません。とはいっても、AI は、昨今ブラックボックス問題と叫ばれるように、判断の根拠が分からず、結果として知識に誤りを含む可能性があるため、確かな文献等による確認は必要です。しかし、これは人間との議論等においても同じです。

　したがって、AI との対話によって得たことを取り入れ思考能力を高めることに生かすことで、これまで以上に効果的、効率的な教養の涵養に繋がる可能性があるといえます。一方、繰り返しになりますが、教養とは、単なる人間の広く深い知識の体系ということではなく、"人間の徳"の涵養の方に本質があります。"徳"の涵養には、広く深い知識の体系に基づいた実践が必要でしょう。これまで挙げてきた物理学、将棋などの世界の第一人者で高い"徳"を有する人たちは、もれなく超一流の過酷な世界での広く深い知識の体系に基づいて実践を行ってきたはずです。

　ところで、AI は「教養」を有していない（はずだ）から、人間同士で見られる教養のぶつけ合いのような議論はできないはずですが、今後、「創発」により AI が意識を有するようになったとしたら、AI との関わり方や教養の身につけ方が新たなステージに入るのでしょうか。興味は尽きません。

（鏡　裕行）

[注]

（1）山田耕太 . 2018. リベラルアーツ教育の基礎としての作文教育：古代ギリシア・ローマ時代の「プロギュムナスマタ」について.『敬和学園大学研究紀要』vol.28. 1-16.
（2）マシュー・アーノルド著（多田英次訳）. 1946.『教養と無秩序』岩波書店.
（3）太田邦史（理事・副学長（教育・情報担当）／学部・大学院教育部会長）「東京大学の学生の皆さんへ：AIツールの授業における利用について」
https://utelecon.adm.u-tokyo.ac.jp/docs/ai-tools-in-classes-students　ver. 1.0、2023年5月26日。

Q9 リアル修学旅行の代替としてのオンライン修学旅行に意味はあるのでしょうか？

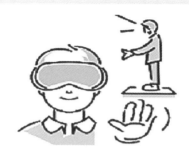

【質問者：高校生】

高校生活でもっとも楽しみにしていた沖縄への修学旅行ですが、新型コロナウイルス感染症の影響で、最終的にはオンライン修学旅行となってしまいました。1人1台ずつ与えられたタブレット端末で訪問予定先だった場所の説明を読んだり聴いたり、QRコードを読み取って名所旧跡の360度回転画像を眺めたり、またクイズ形式のウェブサイトを訪れて周辺知識を深めたりと、それなりに工夫が凝らされたものでしたが、やはり「修学旅行」とは程遠いものでした。そんなイベントで済ませてしまうなら、各自でYouTubeを見て楽しんだ方がよほどよかった気がしますが、それでも意義があるのでしょうか？

Focus オンライン修学旅行の意義

【回答に先立って】

　駅のホームで列車待ちをしていると、制服に身を包んだ実に楽し気な中学生や高校生たちの大集団を再び見かけるようになってきました。「やっとコロナも収束したのだな」との思いを新たにするひとときです。ちなみに、（公財）全国修学旅行研究協会が実施したコロナ禍3年目、つまり5類移行前年度である令和4年度（2022年度）の修学旅行に関する調査データによると[1]、全国中学校の修学旅行実施校数は10,369校（実施率104.3％）、また全国高等学校にあっては6,770校（実施率139.3％）となっています。驚くべきは、当該年度のコロナ感染の増加速度が低下傾向にあったにもかかわらず、感染者数は増加傾向にあった状況下での実施実態です。コロナ禍では修学旅行は自粛されていたものと思いがちですが、実施率が100％を超えるその実際を知ると、とても驚かされます[2]。文部科学省による「修学旅行は貴重な教育活動の場であるので安易に中止せず変更等の方向性を探りながら実施に向けて検討してほしい」との意向も働いていたようです。

　いずれにせよ、各学校が最大限の感染防止策を念入りに重ねて実施に踏み切った

のは想像に難くありません。しかし、教育的な配慮とは裏腹に、マスク姿の生徒たちの間に、笑みと笑い声が抑止されていたことを思うと複雑な心境です。

【"グランドツアー"への思巡】

　近世のイギリスに「グランドツアー」（Grand Tour）というヨーロッパ大周遊旅行の習慣があったことをご存じでしょうか。17世紀から18世紀を中心に流行した若いイギリスの裕福な貴族の子弟たちが、主にフランスやイタリアへと旅立った大陸旅行のことです。彼らにとってのある種の通過儀礼でもありました。そこでは、チューターと称される家庭教師が同行するのが常で、トマス・ホッブズ、ジョン・ロック、アダム・スミスといった一流哲学者たちもがその任に就いていたのは良く知られる話です。そして、その目的はと言えば、語学研修に始まり、各国の上流階級の人たちとの交流から得るマナーの獲得、またその国の芸術や伝統文化に触れて知性・感性を磨き教養を深めるというものでした。しかし、異文化と言う環境下では楽しい事ばかりでなく、ときには心許した人たちに裏切られたりする経験も待ち構えていたようです。実は、それこそが社会経験の乏しい彼らにとっての、酸いも甘いも噛み分けて知る「ノブレス・オブリージュ」（noblesse oblige）の精神獲得の場であったのです。フランス語に由来する「身分の高い者には社会的な義務を伴う」という考え方を反映した言葉です。

　グランドツアーとは、イギリス上流階級の子弟たちが、対峙する試練への挑戦と克服を通して育む、まさに「人間形成」の大切な機会であったのです。

【似て非なれども修学旅行はグランドツアー】

　修学旅行という言葉の「修学」を『デジタル大辞泉』（小学館）で紐解くと、「学問をおさめること。学んで知識を得ること」と記されています。そして、文部科学省による小中高学習指導要領『生きる力』の学校行事・内容編を見てみると、（4）【旅行・宿泊的行事】の項に「平素と異なる生活環境にあって、見聞を広め、自然や文化などに親しむとともに、集団生活の在り方や公衆道徳などについての望ましい体験を積むことができるような活動を行うこと。」とあるのが目に留まります。つまり、これら２つの定義・解説から「異文化での新たな学びや集団生活体験を通して社会性を身につける」と換言できそうです。そういった意味で修学旅行とは、noblesse obligeには至れぬもののグランドツアーに似ている節があります。

　但し、大前提としての問題もあります。というのも、世代を隔てることなく修学旅行に寄せるイメージとは、「学校生活の中での最高に楽しみなイベント」「一生

心に刻まれる大切な思い出の場」と、偏にエンターテインメント性が色濃く反映された理解だからです。ディズニーランドへの修学旅行の話を耳にするたび、「修学」の機会はどこに設定されているのかと訝しがりたくなります。それなりに学習や研修の工夫が凝らされた企画なのでしょうが、アトラクション巡り無しのディズニーランド訪問などは思い浮かびません。

【オンラインなれども展開次第でリアル修学旅行の価値体験】

　そういった意味では、コロナ禍で代替措置されたオンライン修学旅行での「QRコードを読み取って各種名所旧跡の360度回転画像を眺めたり、またクイズ形式のウェブサイトを訪れて周辺知識を深めたり」を無味乾燥と断じてしまうのは些か軽率と言えそうです。つまり、学校としては「修学」を意識した企画に転じたのですから…。とは言え、「体験」を伴わないオンライン修学旅行は、ともすると学び一辺倒の硬直化した企画に終始しがちです。多種多様なメディアとの対応性を柱にオンラインツールが日々目まぐるしく開発されている昨今、それらを巧みに駆使すれば、リアル修学旅行の価値体験に準じた経験は可能なように思われます。ご質問者の学校のオンライン修学旅行が果たしてどのような展開であったか推し量る術はないのですが、2022年2月24日から3月10日までの期間に亘って、学校法人角川ドワンゴ学園N高等学校・S高等学校・R高等学校が実施したヴァーチャル技術を駆使しての修学旅行プログラムの有り様はとても参考になります。

　その概略を紹介すると、まず生徒たちはMeta Quest2などのVRヘッドマウントディスプレイを装着します。そして、準備が整ったらGoogleストリートビューのデータにアクセスできる旅行アプリ「Wander」を利用して、地球上のどこでも360度見渡せる視野映像や音に触れながらVR空間を旅してゆきます。

　同校で用意されたヴァーチャル修学旅行コースは選択可能となっており、次の3つのコースが用意されていました。
　　Aコース：名作マンガと名所をめぐる　－古代から現代への視点で－
　　Bコース：なんでこんなにデカく作った？巨大文化遺跡探検
　　Cコース：世界の歴史は宗教の歴史でもある！キリスト教、イスラム教、仏教
　　　　　　　の誕生地とキリスト、ムハンマド、釈迦の生誕祭ツアー
　また、アバターを用いたコミュニケーションを導入することで様々な交流を可能とし、ツアー参加した生徒たちからは予想外の評価の声が寄せられたようです。紙面の都合で、その全体像を綴ることが叶わず残念ですが、ネット上でも広く紹介記事が掲載されたりしているので、是非ご覧になってみてください。

こういった仮想旅行は、準備する側も大変ですが、今後ヴァーチャル修学旅行がリアル修学旅行と上手く連携してゆけば、より有効な学び体験の場が構築されるのは間違いなさそうです。

ヴァーチャル修学旅行イメージ図 (3)

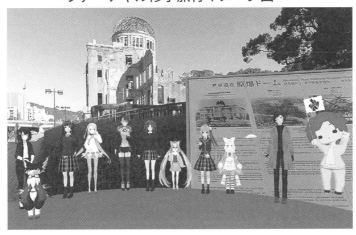

【想いを新たな形で取り返す試みを！】

　コロナ禍により、実際の修学旅行体験を喪失した生徒たちにとっては、やはりオンライン修学旅行を等価とみなすには無理がありそうです。そこで、時期はずれるでしょうが、卒業してからいつの日か、クラス担任をはじめ、クラスのメンバー皆が集った修学旅行を、比較的皆が都合の良い目的地を設定して実施してみてはどうでしょうか。よく失われた時は戻らないと言いますが、形にこそ拘（こだわ）らなければ、失われた時を再現することは可能です。その際には、是非ともご質問者が企画実施責任者となられ、オンライン上で実行委員会を組織して、さらには学びの要素も折りまぜ、プチ・グランドツアーなるものの実現に向けて尽力されることを願います。

（赤堀憲吾・淺間正通）

[注]
(1) 公財）全国修学旅行研究協会「2022（令和4）年度 全国公私立高等学校・中学校修学旅行実施状況」
　　https://shugakuryoko.comchosa_5.html/
(2) 同上サイト。同研究協会によれば、実施率が100％を超えているのは、令和2年度、令和3年度に中止や延期となった学年が「代替修学旅行」を実施したことによるとしています。
(3) N高等学校・S高等学校広報部より提供していただいた2023年度バーチャル修学旅行（広島）の画像

[参考資料]
PRESIDENT Online　イギリス上流家庭発祥の「グランドツアー」
　　https://president.jp/articles/-/29545

Q10 学生時代に海外留学は是が非でも経験しておくべきでしょうか？

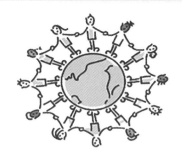

【質問者：新社会人】

高校生の頃からずっと、大学生になったら外国語習得はもちろんのこと、諸外国に友人をたくさん作って交流の輪を広げたり、自文化とは異なる異文化の価値観に触れて国際的な視野を広げたりと、1年間の海外留学のプランを思い描いてきました。しかし、新型コロナウイルスの感染拡大で、結局はその思いも果たせずに大学を卒業して就職にいたってしまいました。今となってはもう仕方のない話であると納得はしたつもりなのですが、多少の悔いは残ったりしています。やはり海外での感染状況を見ながら、そしてその隙を見てでも思い切って留学に踏み切るべきであったのでしょうか？

Focus コロナ禍の海外留学

【まずは情報アンテナから】

外務省では最新の海外安全情報を海外安全ホームページで絶えずアップデートしています[1]。したがって、自分が行く予定である国や、またその滞在期間などに応じた渡航安全情報を確認しながら、渡航の参考資料に資することができるようになっています。政情不安や伝染病などの懸念がある国を訪れる場合、状況が決して悪化しておらず、比較的問題なく現地で過ごせる確信が持てたなら、訪問目的の重要度にもよりますが、大いにその志を尊重してみるのも大切ではないでしょうか。ちなみに筆者は、2017年8月にイスラム国の脅威冷めやらぬシリアの隣国レバノンのベカー県に出張したことがあります。日本の外務省による危険情報ではレベル3の「不要不急の渡航はやめてください」でしたが、英国外務省による危険情報ではこれより一段緩くなっており、また他のヨーロッパ先進諸国情報も同様であったため、最終的にはこれを参考にして渡航決断した次第です。

日本政府による情報の信頼性を軽んじたわけではないのですが、当該国との国交度合が日本以上に高い国々による情報をも参考にすることで、どうしても政情不安

が過る地域への渡航が必要な場合には、このような多面情報の入手を心掛ける慣わしにしています。そういった意味では、メディアリテラシーの素養も兼ね備えておきたいものです。

【体験的エピソードからの問題提起】

　ただ、海外を直接訪れることでしか国際的な視野を磨くことは不可能かと問えば、決してそうではありません。語学研修に重きを置くならば、今では多様なアプリが開発されており、国内にいながらにして様々な言語への習熟が可能な時代です。たとえば、米国言語学習アプリ企業であるデュオリンゴ社が提供する無料アプリ Duolingo などはその操作性・効率性・実用性から世界的な評価に至ったりしています。また、言語以外に大切な「国際的資質」という、より高次の意義についても考えてみたい点があります。実は、筆者にはこんな経験があったりします[2]。

　もう何十年も前の話ですが、筆者が大学2年生のとき、フランスに留学し、そして就職していた兄が現地女性と結婚することになりました。是非とも両親にも立ち会って欲しいと言ってきたのですが、両親ともに一度たりとも日本を出たことがありません。そこでイギリス留学経験のあった筆者に通訳としての白羽の矢がたちました。旅費を出してくれるとなれば断る理由もなく快諾して3人で現地に赴いた次第です。そして、いささかの観光も挟んで結婚式当日、サン・テレーズ教会でのカトリック結婚に立ち会ったのち、午後より兄嫁宅で大勢の招待客たちとお祝いのシャンペンを飲み交わしていたときです。今は亡き父が日本からたくさん携えてきたお土産がてらの魔よけのキーホルダーをいくつも取り出して、次々と招待客たちに配り始めたのです。何が始まったのかきょとんとするフランス人たちの表情を察してか、同じくその祝いの席に参加しておられた兄と長年の面識のある在仏日本大使館の方が父の方へと歩み寄って、次のような言葉を発されたのです。

「お父様、余計なお世話かもしれませんが、この国ではそのようなプレゼント
　を贈ったりする習慣はクリスマスの日と誕生日に限られていますので、場の
　雰囲気を損なわないためにも、のちほど場をあらためられてお渡しなさった
　らいかがですか。」

　この言葉に納得した筆者ですが、すかさず父が返した言葉に唖然とさせられました。

「ご忠告ありがとうございます。しかし、感謝の気持ちを言葉で表現するのが
　苦手な日本人が、その心の一端をこのような品に込めて表すのは、何ら恥ず
　べき行為ではないと思います。気持ちのこもった物を受け取った人の喜びは、

万人共通の感情かと思います。」

　そして、父が次々と笑顔を添えて手渡していく小さな手土産の意味がフランス人たちには理解できない様子であったので、兄が巧みな通訳を試みると、参加者一同が大感激し、父へのハグの嵐となったのです。海外生活体験もなく外国語も操れない父でしたが、このときばかりは、大使館の方よりもずっと国際人に見えたのを今でも懐かしく思い出す次第です。

　ずいぶんと卑近な話になってしまったのですが、このようなケースによるここでの示唆が何かと言えば、機が熟して渡航に至るまでの期間は、「自文化」に習熟するために与えられた特別な時と発想転換して捉えてみることの大切さかと思います。日本の古からの伝統や文化・風習、またその行動様式・思考様式の源流に思いを馳せ、しっかりと学びの質を高めてみる期間も必要です。学生時代に留学していたイギリスで幾度か「君も仏教徒か？」と問われ、「イエス」と答えるとすぐさま「その理念は？」と続いたので、お茶を濁して余計に会話が支離滅裂となった事を良く記憶しています。あらためて大学で宗教学・社会学・文化人類学を選択する契機となり、ある意味で自文化に通ずる事の重要性を再認識させられたひとときでした。

【「なぜ」から生まれる本質目線】

　さきほど、自文化習熟機会としての「発想転換」と申し上げましたが、言葉こそ簡単ですが、なかなか難しい話です。しかし、敢えて言うならば、これは疑問解決の積み重ねにより習慣化可能なスキルであると思うのです。たとえば毎年、正月を迎える子どもたちの楽しみである「お年玉」という極めて日本的な慣わしを例にとって調べてみると、その由来が実は「御歳魂」という言葉に行き着くことがわかります。御歳魂というのは、正月に歳神（年神）を迎えるためにお供えされた丸い鏡餅を指し、お供えした後に家族に分配され、その餅が年神の生命とも解釈されていたことから、家族の無病息災を祈る宗教的な側面があったことがわかります[3]。現代の慣わしの原点なわけです。

　現代情報社会では、実に多様な調べ学習が可能です。ポータブル携帯端末による辞書・事典機能を駆使できたり、YouTubeで関連動画を見て納得できたり、さらにウェブサイトには無数の関連記事がヒットするはずです。そんなツールを使わない手はありません。ただし、あくまでも信頼できる情報にアクセスしているか否かは重要です。孫引きや孫孫引きに頼れば、情報の信頼性はどんどん希釈されてしまいます。それがゆえにフィンランドの小学校では児童たちを図書館に早い段階で連れて行き、調べ学習の作法をしっかりとレクチャーしたりしています。彼の教育立

国に通底する、結果そのものよりもその結果に至るプロセスを大切にする「MIKSI（なぜ）」の思想を大切にする教育理念がしっかりと根付いているゆえんです。

　最後に、コロナが完全収束したアフターコロナの暁には、たとえ就職なさっていたとしても、必ずや目的の地を訪問する機会はあるはずです。学生時代の留学のみが絶対不可欠ではない点も心に留めておきたいものです。現地の人たちとの会話に魂が入り、そして生き生きとした会話ができれば滞在期間の多寡も超越できるはずです。大切な「その時」が来るまで、ぜひとも「日本人磨き」をしていただけたらと願います。

（淺間正通）

［注］
(1) 外務省「海外安全ホームページ」
　　https://www.anzen.mofa.go.jp/riskmap
(2) 淺間正通．2000．21世紀の異文化論—その普遍的視点をめぐって．淺間正通（編著）『異文化理解の座標軸』日本図書センター．14-15．
(3) 株式会社クオカード「お年玉の由来を知っていますか？」
　　https://www.quocard.com/column/article/otoshidama-origin/

Q11 コロナ禍を経たグローバリゼーションは、何処へ向かおうとしているのでしょうか？

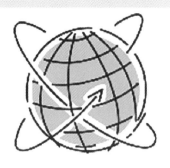

【質問者：定年退職教員】

> 昔、学校で社会を教えていた元教員です。1990年代半ばごろから、インターネットの普及とあいまって、国際間の垣根が急速に取り払われていったように思います。こうした国際間のボーダレス化は、やがて「グローバル化」あるいは「グローバリゼーション」へと衣を替え、今では社会生活のあらゆる場面で既定路線となったように思います。しかし、コロナ禍による「国境の封鎖」と「人や物の移動制限」を受けて、グローバルな経済は「停滞」のみならず「分断」にまで追いやられ、コロナ禍が収束した今もなお社会に暗い影を落としています。いったいこれまで私たちがごく普通に捉えてきた「グローバリゼーション」は、何処へ向かおうとしているのでしょうか？

Focus グローバリゼーションの行方

【グローバリゼーションの始まり】

　1980年代半ば以降、急激な円高を契機に、日本の製造業はこぞって販売や生産の拠点を海外にシフトさせていきました。こうした海外直接投資の拡大により、ヒト・モノ・カネが国境を超えて自由に行き来する「グローバリゼーションの時代」が本格的に幕を開けました。その後は、「グローバルスタンダード」「グローバル企業」「グローバル人材」、さらには大学でも「グローバル学部」が現れるなど、「グローバル化」は社会のあらゆる局面で時代の潮流となっていきました。

【グローバリゼーションの曲がり角】

　2020年、新型コロナウイルスが世界規模で蔓延すると、社会の様相はあっという間に一変してしまいました。国境が封鎖され、人や物の往来は著しく制限されて、グローバルサプライチェーンシステムは瞬(またた)く間に機能不全に陥りました。職場への出社は自粛、学校への登校も禁止となるなど、私たちの日常生活も危機的な状況に

見舞われました。そのとき私たちは、事態にどう対処したのでしょうか。企業はテレワークに、教育現場はオンライン授業へと遠隔会議システム（Zoom など）を導入して「移動や接触の制限」を物理的に回避しました。

　こうした遠隔化への流れは、コロナ収束後も不可逆的に続いています。「グローバリゼーションは、何処へ向かうのか？」。ここではその問いを、地政学や世界経済の文脈[1]とは別に、この「遠隔化への流れ」の中で考えてみましょう。

【コロナ以前に見る遠隔化】

　企業や教育の場における遠隔化は、コロナ禍によって加速されはしましたが、必ずしも唐突に出現したわけではありません。ここでは時を巻き戻し、テレワークやオンライン授業に見られる遠隔化の流れを振り返ってみましょう。

　テレワークを可能にするリモートアクセス技術や企業におけるテレワーク制度は、四半世紀ほど前からありました。筆者も当時はノート PC を家に持ち帰り、自宅で資料作成などの仕事をこなしていました。技術の進歩に伴い、在宅勤務も電話会議や Web 会議を含め、今や本格的なテレワークの姿へと衣を替えたのには時代の流れを感じます。

　振り返って、筆者の場合、それまでは毎週米国本社との電話会議の日になると、朝 5 時起きしてオフィスに出向き、日本時間 7 時に始まる会議に臨んでいたものです。専用の電話会議システムがオフィスにしかなかったためとはいえ、地球の向こう側とリアルタイムで話をするのに、その数時間も前に家を出て会社に出向かなければならないのですから、「不条理の極み」としか言いようがありません。やがてそんな「ハンコ出社」さながらの非効率としか言えない習慣はなくなりましたが、こうした経験から「仕事とは物理的に出社することではないのだ」という意識を強く持つようになりました。

　このころには「ノマドワーカー」あるいは「デジタルノマド」[2]など、新たなワークスタイルも登場しています。さらに近年では、会社に居場所を知らせずにリモートで働く勤務スタイルもあると聞きます。これらは「働き方改革」や「ワークライフバランス」などのリベラルな思想を背景として、引き続き社会に浸透していくものと思われます。

　次にオンライン授業に目を向けてみましょう。今から 10 年以上前、「MOOC (Massive Open Online Course)」と称される教育プラットフォーム[3]が登場しました。また 2012 年には、米国 Apple 社からも iTunes U がリリースされました[4]。これらはいずれもネットを介し、多くは無償で大学や教育機関の講義を

提供するプラットフォームです。海外の大学の授業が、空間的な制約なくどこからでも受講できるとなれば、MOOCやそれに類するサービスは、渡航を伴う海外留学に代わる選択肢ともなるでしょう。

　これらのサービスは、必ずしも今日広く普及しているわけではありません。ただ世界中の多くの人々に高品質の教育コンテンツを提供するというコンセプトは、「教育格差の是正」や「リカレント教育の推進」などのリベラルな思想と重なり合って進化してゆくものと思われます。

　こうした「遠隔化（リモート化）」の流れは、さらなるテクノロジーの進展とともに、やがて「仮想化（ヴァーチャル化）」へと進化し、新たな「グローバリゼーション」を形成していくことでしょう。そのとき私たちの働き方や学び方は、どのような姿になるのでしょうか。

【グローバリゼーションの次なる姿】

　グローバリゼーションという概念は、紛れもなく今日岐路に立たされています。しかし単純に過去に後戻りしてしまうことは決してないでしょう。「グローバル化」をめぐる是非論はあるにしても、これからは「仮想化（ヴァーチャル化）」とあいまって、もうひとつのグローバリゼーションが生み出されていくものと思われます。

　テクノロジーはいつの時代も社会変革の原動力となります。これからの仮装化技術、ブロックチェーン技術、身体拡張技術などは、いずれも空間や組織やカネやヒトの在り方を根底から変えてしまうものと言えます。そうした変革の中で、グローバリゼーションも現実世界から仮想世界にまで広がり、次なるフェーズへと向かってゆくのではないでしょうか。以下に企業や教育における新たなグローバリゼーションの姿を描いてみましょう。

　企業の現場にあって、今やマーケティング部門は、仮想空間上でイベントを開催することができます。オンラインでアクセスした参加者に、3D展示ブースの探索やVR（仮想現実）による製品使用体験を提供することなども可能です。また研究開発部門でも、各国のメンバーが仮想空間にアクセスし、製品プロトタイプの作成、機能の確認や検証など、時空間の制約を超えたコラボレーションに取り組むことが可能になります。

　教育の現場にあっては、世界各国の学生が、AR（拡張現実）画面に投影された歴史的な名所を訪れ、グローバルな視点からその時代の歴史を共有することができます。グローバルヒストリーの研究を通じ、多様性や異文化に関する理解を深めることができるでしょう。またVR（仮想現実）空間で、異なる国の研究者や学生

が、気候変動を予測するモデルを共同開発することなども可能になるでしょう。このように協働しながら討論や実験を行えるので、知識やアイデアを交換し、より普遍的で高次元の成果や解決策を生み出すことができます。こうした仮想空間での学習は、実際の留学で得られる体験とはまた異なるメリットを参加者にもたらすことでしょう。

【新たな時代に求められる人材像】

　グローバル人材の条件として、これまでは国際コミュニケーション能力や異文化適応力などが求められてきました。今後はこうした「クロスカルチャー性」に加え、現実空間（リアルスフィア）と仮想空間（ヴァーチャルスフィア）の双方に適応できる「クロススフィア（交差空間）志向」とでもいうべき資質が問われるようになるでしょう。これまでの現実空間では、英語を共通語とした世界各国のバイリンガルたちが、マルチエスニック（多民族的）な環境で共に学び働いてきました。それに対し、これからの仮想空間では、国境も国籍もないメタエスニック（超民族的）なアバターに身を変じた参加者が、AIで言語の壁も超えて関わり合うようになるでしょう。「新グローバリズム」、そこではグローバルコミュニケーションのみならずヴァーチャルコラボレーションのスキルやマインドセットが併せて問われるようになるのではないでしょうか。

　今やグローバリゼーションにもDX（デジタルトランスフォーメーション）が求められていると言えそうです。

（笹本 浩）

[注]
(1) グローバル化の岐路は、主に政治（自国第一主義、移民規制等）や経済（新自由主義の後退、関税強化等）の文脈で多く論じられている。
(2) 世界を旅しながら、IT技術を活用してリモートで働く人々のこと。
(3) 代表的なものに、Coursera、edx、Udaciry、UoPeople などがある。
(4) 2021年 iTunes U はサービスを終了している。

Q12-Q26

第Ⅱ部
コロナ禍：家庭・職場環境下での葛藤

Q12 子どもに不登校の兆しが出ている気がするのですが、どう対応したらよいのでしょうか？

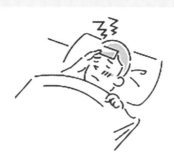

【質問者：保護者】

> 小学生の子どもの様子についてお伺いします。コロナ禍においては親も子どもも仕事や学校に行くときに熱を測り、微熱があれば無理せずに休んでいました。コロナ禍が明けた後も、子どもが「体調が悪い」と言って床から起きることなく学校を休みたがります。元気そうであるし、熱を測らせても平熱です。休みたがる理由は別にあるように思えてなりません。ここで受け入れてしまうと簡単に休むようになって、そのうち不登校になるのではないかと心配です。どのような対応が望ましいのでしょうか？

Focus 不登校への接し方

【コロナ禍と不登校】

　文部科学省は学校や教育委員会を対象として、児童生徒の暴力行為やいじめ、不登校、自殺等の問題行動等を毎年度調査しています（『児童生徒の問題行動・不登校等生徒指導上の諸課題に関する調査』）。この調査項目の中にあるのが「小学校及び中学校における長期欠席（不登校等）の状況等」、「高等学校における長期欠席（不登校等）の状況等」です。最新の2022年度の報告を見ていくと、コロナ禍の2021年度に大幅に増加していることがわかります。2022年度は微増ですが、高止まりした状態が続いています。そして、その報告内では増加の理由として、長期化するコロナ禍による環境変化、生活リズムの乱れ、交友関係を築くことの困難さなどがあがっており、やはりコロナ禍の影響がそれなりに示唆されているようです。

　そもそも、子どもたちが学校を休む理由とは何でしょうか。公益社団法人子どもの発達科学研究所（文部科学省委託）が不登校の児童生徒や保護者を対象にした調査（『文部科学省委託事業　不登校の要因分析に関する調査研究』）では、いじめ、友人関係の問題、教師の態度や指導方法との不和、学業不振、身体の不調、気持ち

や気分の変調、生活リズムの乱れなどがあげられています。子どもたちは、大なり小なり、日々それらに不安を覚えながら登校しているわけですが、何かをきっかけにその不安がピークに達してしまうと学校に行けなくなる傾向があるようです。コロナ禍は、そのきっかけの大いなる要因となったと考えられます。

【休みやすくなった学校－その功と罪】

　私たちはコロナ禍において、少しでも不調を感じたならば、学校や仕事を休むという選択をするようになりました。もっといえば、積極的に休むようになりました。休むことを是とする考え方や価値観が生まれたのです。これまでは「皆勤賞」に象徴されるように、休まずに登校することが模範であったため、そのように推奨されもしていたわけです。「疲れたから」といったような不明確な理由で休もうとすると「ずる休み」と非難され、また集団登校風景の中で、ある子が見当たらなかったりすると付き添いの保護者たちで話題にしあったりと、良くも悪くも社会全体に子どもたちの登校行動の維持に関心を持つ暗黙の仕組みがあったのです。しかし、コロナ禍によってこの仕組みが崩れてしまいました。休むことのハードルが下がったというよりも、むしろ、休むという行為を強化する仕組みが生まれたといってもよいでしょう。もちろん、感染リスクを考えれば、いたって賢明な話なのですが...。

　しかしその一方、一旦休んでしまうと、その後身体や気持ちを登校へと戻しにくくなる側面もあります。確かに、休むことで問題から一時的に解放されるという側面もあったりします。例えば、友だちと喧嘩し、気まずくて一緒の空間に居づらいという場合、休むことでその居づらさを味わわなくてすみます。そして、一旦休んで気持ちが切り替われば何の問題もありません。ただし、その休みが２日、３日と続くと心配です。なぜなら、登校というのは習慣だからです。一度崩れてしまうと立て直すのにも時間がかかります。こういった休みが続くようになると、今度は学校に行こうと思っても行けなくなってしまった自分にショックを覚え、これまでの自己像が崩れていきます。不登校状態はこうして形成されてしまうのです。この状態に陥ってしまった場合には、手遅れとならぬよう学校の先生に相談するなり、専門家であるカウンセラーからヒントを得るなどして、解決に向けた早めの対応が必要になります。当然ながら、不登校の背景は多様かつ複雑です。コロナ禍では「コロナ後遺症」という症候群の存在も指摘されています。特定の因果関係に短絡的に結びつけず、さまざまな要因を探る姿勢が重要であることはいうまでもありません。

　いずれにしても、コロナ禍における不登校数の増加の一因として、「休む」ということそのものの意味の変化が関係している可能性は否定できなさそうです。

【多様化する休み方】

　そんな変化の兆しを感じながらも、コロナ禍の収束とともに私たちの「休む」ことに対する考え方もいつの間にか元に戻ってしまったように思えます。再び、「休む」ことを非とする考え方に戻ったのでしょうか。決してそうとも言い切れないようです。コロナ禍を経て、いくらか変化も起こってきているようです。

　コロナ禍が収束しつつあった2023年、愛知県では新たな試みが始まりました。学び（ラーニング）と休暇（バケーション）を組み合わせた「ラーケーション」といわれる制度が開始されたのです。例えば「ラーケーションの日」と名付け、子どもが保護者とともに、平日に、家庭や地域での体験や探求の学び・活動を実行できる日を設けました。計画を事前に届け出ることで年に3日まで取得でき、自主学習活動として、「出席停止・忌引等」と同じ扱いで欠席とはなりません。この措置からもわかるように、現在のところ決して奨励されるレベルに届いてはいませんが、2024年度に入り、さらに茨城県、栃木県日光市、沖縄県座間味村が「ラーケーション」の導入に踏み切ったことからも、もしかしたらこういった変化が何か大きなうねりに繋がっていくような気もしています。ちなみに、この制度下では、学校を休むかどうかは家庭で判断することになります。実は以前から、保護者間ではどういうときに休んでいいのか、自己都合で休むと何か言われるのではないかといった話がよく話題となっていました。コロナ禍は、ある意味で「休む」ことについて社会で考え直す機会を与えてくれたようです。各家庭の「休み方」にもルール作りが必要になってきているようです。

【家庭の休み方改革】

　家庭でのルール作りには大きな利点があります。それは学校を休むということの責任を子ども個人が担うのではなく、家族で担うという点です。先ほども述べたように、不登校の理由はさまざまです。ときには、いじめ被害の場合など、休むことが是となる場合であっても、子ども自身に判断を強いるのは酷な対応です。あるいは、多くの場合、本人自身にも学校に行けない理由がわからないため、「なぜ行かないのか」と子どもに問い質してもあまり意味がありません。むしろ、休み方について、家族で知恵を出し合う方がはるかに有意義です。そういう話し合いの場を用意しておくと、もしある朝突然、子どもが「休みたい」と言い出したときに、「じゃあ、今夜話し合おう。とりあえず、今日は行っておいで！」、あるいは「休んでもいいけど、詳しいことは今夜話し合おう。」と伝えることができます。あらかじめ、そのような場の設定が可能な家庭環境であることを子どもに知らしめてお

けば、その場での言い合いを回避できたりします。そして、ルールを話し合うときのポイントは、大まかには二つです。

　一つは、休むときの基準について確認しておくことです。例えば、風邪の諸症状、頭痛、腹痛といった体調不良、冠婚葬祭といったあたりが一般的なところでしょうが、各家庭の個別事情も勘案する必要があります。もう一つは、休んだ分を挽回する手立てについて話し合っておくことです。休んだ分の授業内容を復習する、休む場合も普段通りの生活リズムを維持するといったことを決めておくとよいでしょう。また、定期的に見直しの機会を持つことも大切です。子どもの成長や親の就労環境の変化などによって、許容できる休み方も変化するからです。

　以前から働き方改革と称して休み方に関する議論が為されてきましたが、コロナ禍を経て、今や如何に休むかが問われる時代となってきました。逆説的ではありますが、安心して休めるようにしておくことが、不登校の予防になるでしょう。

（佐川眞太郎）

[参考資料]

文部科学省．2023．「令和4年度　児童生徒の問題行動・不登校等生徒指導上の諸課題に関する調査結果について」．
　https://www.mext.go.jp/content/20231004-mxt_jidou01-100002753_1.pdf
公益社団法人子どもの発達科学研究所・浜松医科大学子どものこころの発達研究センター．2024．「文部科学省委託事業 不登校の要因分析に関する調査研究」
　https://kohatsu.org/pdf/futoukouyouin_202403_a5.pdf
愛知県「愛知発の新しい学び方『ラーケーションの日』ポータルサイト」
　https://www.pref.aichi.jp/soshiki/gimukyoiku/learcation.html

Q13 小学生の子どもにスマホを持たせたい事情がある反面、過度な依存が心配なのですが?

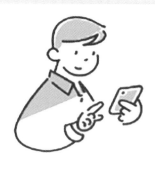

【質問者：保護者】

コロナ禍の影響で、小5の1人息子が通う小学校が休校になったとき、夫婦共に勤務先の都合で在宅勤務が認められませんでした。迷った末に職場からでも連絡が取れるよう息子にスマホを持たせることにしたのですが、案の定ゲーム三昧だったり、動画ばかり見るようになっていました。1日2時間までと取り決めしても守っていた様子はなく、かといってスマホを取り上げようとすると険悪な雰囲気になるのが常でした。平時に戻った今は息子もスマホの事は忘れて学校生活に向き合っていますが、再び似たような状況が生じたらと考えると不安です。子どもにスマホを持たせる場合の有効な工夫はないのでしょうか?

Focus 子どもとスマホ

【回答に先立って】

　新型コロナウイルスのような正体不明の感染拡大時や地震・大洪水などによって避難を強いられる自然災害時には、連絡手段確保の理由から、小さい子どもに対するスマートフォン（以下、スマホ）所持をやむなく認めざるを得ないケースはごく当たり前に起こり得るかと思います。ちなみに、筆者の家庭でも、コロナ禍に見舞われた2020年4月時には、学校の長期休校措置と夫婦共働きである点を考慮し、小学5年生の長女と1年生の次女に、思い切ってスマホを持たせる決断をした次第です。参考までに、株式会社NTTドコモモバイル社会研究所が2024年1月29日に発表した小学生のスマホ所持率に関する調査結果を見てみると[1]、小学生のスマホ所持率が予想外に高いことがわかります。キッズケータイを含む小学校1年生の所持率でさえ16%、5年生ともなると61%にも上っています。同調査によれば、小学校高学年で初めて4割を越したとのことです。これを知ると、子どもにスマホを持たせる後ろめたさは消えそうですが、「小学生の段階でスマホ依存になったらどうしよう」との不安があってのこれまでの教育方針でしたので、それ

が急なポリシー変更に至るのですから葛藤も多大でした。

【ルール化で広がり始めた親子間の心理的距離】

　こども家庭庁が発表した資料（令和5年度調査）によると、青少年（満10歳〜満17歳）のインターネット利用時間の平均時間は296.6分、約5時間とあります。小学生に対象を絞った場合でも226.3分で、もはや4時間になろうかという状況です。2時間以上スマホを使用していると身体に悪影響が及ぶといったような記事をよく目にしますが、小学生の時点ですでにその倍以上の時間を費やしている子どもたちが実に約4割にも達しているのには驚かされます。多くの専門家たちが警鐘を鳴らすのも頷けます。

　その影響に関する主な指摘は、中毒性や依存症、健康被害、学力低下などであり、いずれも深刻な問題です。また、前述した資料には、スマホの使用に際して家庭で取り決めたルール内容についての記述もあります。特に、85%の家庭で「利用する時間」について何かしらの取り決めが為されているのは注目点です。多くの家庭で、子どものスマホの長時間使用を抑えたい模索の姿が見て取れます。ところが、こういった取り決めがひとたび破られたなら、次には親子関係の悪化が待ち構えています。ルールの取り決めが、子どもの事情を聞かずしての親による一方的なものであったのなら余計です。そういった最悪の事態を回避する意味でも、ルール化を超えた対応を試みてみたいものです。

【スマホからテレビへの視点移動】

　さて、ここに興味深いデータがあります。「小学生白書」（学研教育総合研究所）によると、1989年から2000年の間、小学生の1日の平均テレビ視聴時間は120分を超えていました。つまり単純に捉えても、およそ30年前にすでに半数近くの小学生が2時間以上テレビを見る習慣があったことがわかります。そしてその中心にあったのがテレビアニメであったのは言うまでもありません。利用するメディアこそ異なれども、「ドラえもん」に象徴される長寿アニメが未だに健在であることを鑑みると、嗜好の本質はこの30年間、あまり変わってはいないような気がします。実際に、筆者も子どもの頃はテレビアニメを見て育ちましたので抵抗感はなく、最近では仕事からの帰宅後、娘たちが見ているアニメ番組を一緒に見て楽しんだりしています。こう書くと、先に記した子どもに対するスマホ利用のポリシーと矛盾するのではとの指摘を受けそうですが、実はいろいろと悩んだ末の教育的な意図を散りばめた苦肉の策であることを申し添えておきます。

　最近は飲食店などで、同じテーブルを囲んでいる親しい人たちの間であっても、

それぞれが自分のスマホに見入っていて会話のない風景も珍しくなくなってきました。本人たちにとっては至って自然な姿なのでしょうが、よく談笑の場として用いられていた喫茶店が、今や通り越しに見てみても沈黙の場となりがちなのには一抹の寂しさを覚えます。もしかしたら、家庭でも同じ光景が垣間見られるのでは、と邪推したくなります。そういう複雑な思いも手伝って、筆者の娘たちがスマホ動画に夢中になり出したときは、インターネットに接続したテレビで動画配信サービス（YouTube や Netflix など）を利用するように促し、可能な限りそういった場を共有するように努めています。同じ空間に家族がいることを認識させ、安心感を与えるのが狙いです。スマホという狭小画面への執着が取り払われる分、彼女たちのストレスも軽減されているような気がしています。また、子どもが興味を持っていることに対して親が関心のある態度を示すことで、自然と子どもの方から親に話しかけてくれる場面も期待できます。つまり、風通しのよい親子関係を築くための仲介役としてテレビを役立てているのです。

【テレビを介したメディア・リテラシーの涵養】

　また、娘たちと一緒にテレビを見ていると、さりげない独り言や誰に投げかけているのかわからない問いかけの言葉を耳にしたりすることがあります。笑いや驚きや感動が生じたりした場面でよく生じる反応です。そして、そのような時には、さりげなく同調したり、異なるコメントを投げかけてみたりしています。昨今、ごく普通の人たちが、巧みな言葉に操られて詐欺被害に巻き込まれているテレビニュースを見るにつけ、このような意図的な場面設定を設けてみる動機となりました。つまり、メディアから発された情報を批判的に読み解ける力、「メディア・リテラシー」の涵養に少しでも繋がればと思ってのささやかな演出です。とはいっても、筆者が思いつきで試しているわけではありません。それなりの裏付けがあっての試みです。その背景を少しだけ紹介してみます。

　北米カナダにある MediaSmarts（デジタルおよびメディア・リテラシーを目的とした非営利慈善団体）のウェブサイトを覗いてみると、教育者向けや家庭向けの教育プログラムとリソースが豊富に提供されているのがわかります。例えば、家庭向けプログラムの中にある「Co-Viewing With Your Kids（子どもと一緒に鑑賞しましょう）」では、子どもと一緒にメディアを視聴することを勧めます。そして、一緒に視聴する際には、番組の内容について質問したり回答したりすることが重要であると指摘しています。すなわち、メディア制作の背後には多様な人たちが関わっている点や、ある人にとっては怖い内容であってもある人にとってはそう

ではない点など、メディアについて批判的に考えるためのヒントを提供しているのです。

　カナダでは、かつて子どもたちが、国境を接する米国からのメディアの悪影響にさらされた苦い経験から、メディア・リテラシー教育に対しては日本以上に真剣な取り組みがなされており、筆者の家庭教育の参考とした次第です。

【学童期の特徴を踏まえた対応の必要性】

　小学生という学童期の最大の特徴は、生活の視点が家庭から学校へシフトする点です。「躾(しつけ)」という縛りは当然ながら家庭にありはしますが、家庭では親子という絆も働いて、さらには「情」も作用して逃げ場が容易に見つかります。しかし、学校へ行くと授業に縛られ、校則に縛られ、ルールだらけの世界に身を置きます。この点を顧みると、家庭における子どものスマホ依存の問題に対しては、ルールで縛る以前に、紹介したような「スマホ☞テレビ」といった視点移動へと誘導し、心的な対話を優先してみたいものです。

（渡邊創一）

[注]

（1）NTT ドコモ モバイル社会研究所ホームページ【子ども】小中学生のスマホ所有率上昇　調査開始から初めて小学校高学年で 4 割を超す（2024年 1 月 29 日）
　　https://www.moba-ken.jp/project/children/kodomo20240129.html

[参考資料]

こども家庭庁『令和 5 年度「青少年のインターネット利用環境実態調査」報告書』
　　https://www.cfa.go.jp/top
学研教育総合研究所「小学生白書 30 年史（1989 〜 2019 年）」
　　https://www.gakken.jp/kyouikusouken/
MediaSmarts "Co-Viewing With Your Kids"
　　https://mediasmarts.ca/

Q14 夫婦共に在宅勤務の場合、家事・育児の負担が一方に偏らないようにするためには？

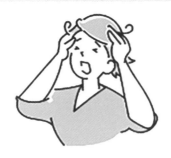

【質問者：共働き世帯の妻】

> コロナ禍では、夫婦ともに在宅勤務となり、小学校低学年の1人息子もオンライン授業となりました。コロナ以前も妻の私が主に家事・育児をしていましたが、コロナ禍で私が担う家事・育児の量が著しく増加するようになりました。食事の準備、部屋の片づけ、洗濯といった家事が増えただけでなく、育児に関してもオンライン授業や図工などを含む膨大な宿題対応の手助けなどで、仕事との両立には睡眠時間を削るしかなく、家庭での生活自体に疲れ切った状態でした。今後、もし災害や感染症などで、またお籠り生活をすることになったらと不安で仕方ありません。何か問題解決のヒントを頂けないでしょうか？

Focus 家庭内ワークライフバランス

【欠けがちなワークライフバランスの視点】

　コロナ禍では、様々な社会問題が表面化しましたが、家庭内での夫婦間の仕事の不公平さもそのひとつであったように思われます。外出が制限されて家庭の中で過ごす時間が格段に増加し、時には1日24時間を家の中で家族のみで過ごすことになった方も多かったことでしょう。仕事はしばしば在宅勤務、学校もオンライン対応といった状況が一般化しました。このことは、ただ仕事や学習の場が会社や学校から家庭に移ったという物理的変化にとどまらず、毎日必要となる家族のための三度の食事、突然生じた新たな仕事スペースの確保、子どものすべての活動に対する自宅内でのケア、といったように家庭内の生活形態に大きな変化をもたらすことになったのです。ご質問者もこういった変化にともなって生じた負荷にお悩みかと思います。

　特に子どものケアに関しては、低学年の児童がいたならば、オンラインによる授業が実施された場合、ネットワーク接続や機器操作の補助に始まり、集中力の喚起に至るまで家庭に委ねられるようになったのです。もちろん、コロナ禍が突然

の禍であったことを顧みると、家事・育児の急な増大は致し方なかったところはありますが、そもそも、こういった家庭内の仕事に関しては、本来夫婦のどちらが担うべきものなのでしょうか。その答えは「2人で」となるのが当然です。それにもかかわらず、家庭内の多くの場面で女性に比重がかかりすぎている現状を考えると、こういった家庭内でのひとつひとつの事柄をリスト化し、果たして夫と妻の間で公平にワークライフバランスが保たれているか、あらためて確認し直してみるのも、コロナ禍の教訓と言えそうです。

【ワークライフバランスを阻む日本的社会事情】

では、そのあるべき姿のワークライフバランスが、ついつい崩れがちになってしまうのはなぜでしょうか。その背景には、「男性が長時間労働をして家計を支えるもの」「家事・育児は女性が担うもの」という未だ根深い社会通念が影響していそうです。その解消と払拭に向けて、現在の日本社会では男女共同参画を柱にさまざまな取り組みや是正策が講じられたりしているのですが、本質的な問題解決にはまだまだ時間がかかりそうです。

ところで、先の社会通念に関してなのですが、これはいったいどこから生じてきたのでしょうか。それはさほど古いものではなく、昭和の半ば以降における高度経済成長期を通じてつくられた、いわゆる昭和的意識に基づく家族の形に起因しています。当時の豊かな労働力と右肩上がりの経済成長下では、夫が働き、妻が家事・育児をすることで家族に安定した生活がもたらされていました。しかし、1970年代に入ってからの第4次中東戦争や第1次石油ショックを契機としてその終焉を迎えると、やがて夫ひとりの収入では安定した暮らしを支え辛くなってきました。いわゆる、「夫婦共働き」へと社会の姿が変わっていったのです。そして、時代の流れとともに、近年においては性別による分業自体が男女内の多様性尊重に足かせとなり、その結果として女性の経済的自立を阻んでいる実際が広く社会の中で認識されるようになってきました。

そこで、令和時代の子育て家庭を見てみると、18歳以下の子を抱えもつ女性の就業率は75.9％（2021年）にも上り[1]、大きな進展が窺えます。しかしその一方で、未就学の子を抱えもつ女性の家事・育児時間は1日平均7時間28分と指摘され、男性の平均値1時間54分の約3.9倍（2021年）となっているなどの現実もあったりします[2]。家庭の女性たちが、外に積極的に働きに出かけられるようになったのは大きな環境変化と言えそうですが、以前よりも制限された時間の中で女性たちが家事をこなしている実態を見ると複雑な思いに駆られます。

【縮まり始めた男女の意識格差】

　「働き方改革関連法」が 2019 年から順次施行され、長時間労働者を優遇してきた企業も「働き方改革」を進めています。子育て家庭に大きく関わる具体策としては、テレワークや在宅勤務の導入、時短勤務、男性の育児休業取得、女性管理職登用などがしばしば話題に上ります。しかしながら、取り組みの進捗状況は芳しくなく、たとえば 2023 年度の男性の育児休業取得率は漸く 30.1％ [3]、労働者全体の 7 割が働く中小企業では大企業に比べて 3 分の 1 ほどとも言われています。コロナ禍で加速したデジタル技術の家庭内転用が大いに期待されるところです。

　いずれにせよ、こういった制度改革による社会啓発が奏功してか、「家事・育児は女性が担うもの」という社会通念にも変化の兆しが見られるようになってきました。最近の調査によれば、家事は自分が率先してするものと考える人が 50 代未満では約 7 割前後にも達しているのです [4]。また、若い世代ほど男女差がなく、20 代では女性 70.1％、男性 69.8％とその差は 0.3％、30 代では女性 74.2％、男性 72.0％の 2.2％差と望ましい傾向に向かっているようです。さらに、男性の家事・育児参加に向けて、職場の理解、テレワークや在宅勤務の導入といった柔軟な働き方が必要と考える男性も多く、新しい制度を利用し、積極的な家事・育児参加を考える方向へと意識改革は進んでいるようです。

【TPO に応じた外部支援サービスの活用を】

　前述したように、徐々に人々の家庭内における男女役割の意識が変わり始めてきたのは事実です。したがって、再び「お籠り」生活を強いられるような状況が発生したとしても、夫婦間の家事・育児に対する役割対応は、これまでとは大きく変わることでしょう。ただし、家庭内での個別事情や夫婦間での個別事情は様々なので、これまで述べてきたような理念がそのまま各家庭で浸透していくと考えるには無理がありそうです。それゆえに、ご質問者も具体的な方策がないかと悩まれているかと思います。もちろん、カット野菜の購入といった「時短技」で急場を凌ぐ工夫は当然なさっているのでしょうが、こと子育てとなると「時短技」は馴染まないので、ご事情はよくわかります。

　そこで、夫婦間での家事・育児の協力及び分担に関して、比較的若い世代を中心に重宝されつつある「家事アプリ」を利用してみるのは如何でしょうか。この種のアプリでは、雑多な家事・育児の内容を可視化し、ゲーム感覚でアプリをいじりながらリスト作成、担当決定ができるようになっているのが特徴です。もちろん、そういったアプリの利用とそれに即した運用に際しては、自ずと夫婦間での話し合い

が生じるので、共働きの場合なら互いの仕事の状況を含めて相互理解を深めておくことが重要となります。それでもやはり難しいとなった場合、そこは割り切って発想転換してみるのも手ではないでしょうか。有料にはなりますが、家事代行サービスといったような外部支援サービスの利用を考えるのも一計かと思われます。家事代行サービスに関しては、価格体系に始まり、そのサービス内容に至るまで実に多彩です。掃除、洗濯、炊事、不要物品の撤去、買い物代行、シッターといったようなごく一般的なものから、中には「小学生の宿題サポート」や「子どもの見守り」といったようなものまでカバーされたりするものもあったりします。ネット検索しながら、ご自分の家庭に合った家事代行サービス事業者のサービス内容および信頼性などを確認し、ニーズにあった内容を提供してくれる事業者に問い合わせてみるのも一案かと思います。

　最後に、どのような対応策を取るにせよ、夫婦で余裕をもって協力及び分担ができるように、機会を見て話題にすることが大切です。そうすることで、不幸にもまたお籠り生活が到来したとしても心構えができているので不安も和らぐことでしょう。それ以上に、密な対話のやりとりを通して、夫婦の絆が新たな形で強まっていくことを期待したいものです。

（林　順子）

[注]
（1）厚生労働省「2021年（令和3）年国民生活基礎調査の概況」
　　https://www.mhlw.go.jp/toukei/saikin/hw/k-tyosa/k-tyosa21/dl/12.pdf
（2）総務省統計局「令和3年社会生活基本調査 －生活時間及び生活行動に関する結果－」
　　https://www.stat.go.jp/data/shakai/2021/pdf/gaiyoua.pdf
（3）厚生労働省「令和5年度育児休業取得率の調査結果公表、改正育児・介護休業法等の概要について」
　　https://ikumen-project.mhlw.go.jp/event/pdf/report_R5_2.pdf
（4）内閣府男女共同参画局「令和5年版男女共同参画白書」
　　https://www.gender.go.jp/about_danjo/whitepaper/r05/gaiyou/pdf/r05_gaiyou.pdf

Q15 コロナ禍で離婚率が上昇したと聞いたのですが、それは本当ですか？

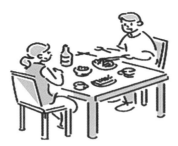

【質問者：結婚5年目の女性】

最近何となく夫との会話が少なくなった気がします。そんな矢先、友人に誘われて「夫婦間のパートナーシップ」をテーマとした講演会に出かけました。そして、講演の冒頭で講師の先生から「新型コロナウイルス感染拡大最中には夫婦で過ごす時間が長くなり過ぎたため、世界中で離婚率が高まった」という驚きの話がありました。コロナが直接の原因ではないとは思いますが、一方でコロナによりライフスタイルが急激に変化して離婚を考える人が多くなっているとのネット記事もよく目にしました。離婚を意識するきっかけとなる要因・遠因とは具体的にどのようなものだったのでしょうか。また、こうしたコロナ離婚に対する効果的な予防策といったものはあるのでしょうか？

Focus コロナ離婚の実際

【「コロナにより離婚は増えたのか」の真偽】

確かに、ネットで「コロナ＋離婚」と入力・検索すると、コロナにより離婚が増えたということを示唆するウェブページが多く表示されてきます。こうした中には、互いにあるいは夫の在宅勤務が多くなり、「常に一緒にいることでストレスを感じる」という説得力のある理由に言及している発信者もいたりします。では、実際にはどうなのでしょうか。

表1：G7及びOECD加盟国の離婚率

国名／年	2019年	2020年
イギリス	1.8	1.7
イタリア	1.4	1.1
ドイツ	1.8	1.7
日本	1.7	1.6
フランス	1.9	1.9
米国	2.7	2.3
OECD平均	2.0	1.8

(Global Note：OECD)

まず海外の離婚事情について見てみましょう。すべての国とはいきませんが、表1にコロナウイルス感染拡大前の2019年と拡大最中である2020年のカナダを除くG7加盟国の離婚率およびOECD加盟国の離婚率平均を挙げてみました。ここでいう離婚率とは1000人当たりの婚姻届件数に対する離婚届件数の割合です。これらの数値を見る限り、我が国も含めて離婚率は上昇しているどころか逆に下降しています。明確な根拠があるわけではありませんが、コロナ禍により将来の経済的見通しも立たず漠然とした不安感がある上に、離婚するとさらに不安感を増幅させてしまうのでは、といった意見をネット上でよく目にします。

では、どうしてコロナ禍において「離婚率が高まった」といったような情報が出てきたのでしょうか。その背景を探ってみると、離婚率が上がっているという情報の発信者は、離婚相談サイトの運営者である場合が多いようです。実際には、相談件数自体は増えていたのかもしれませんが、日本に限らず世界各国ともに、コロナ禍での行政手続きの滞りは当然ながら現実として生じていたでしょうから、そのまま離婚に踏み切っていたわけではないという点も大いに推察されそうです。また、ご質問者は、講演会にてコロナ禍の離婚事情を講師の方から耳にされたようですが、学会発表と異なり講演となるとついつい講師も「突っ込みが入りにくい」という認識の元、データの検証がおろそかになりがちです。そのような要素も手伝っての講師の先生のデータ紹介ではなかったかと、気になるところです。

【離婚に至る様々な要因】

総じてコロナ禍での離婚率が減少しているとはいえ、やはり離婚は気になる問題です。そこで、ここでは離婚に至る様々な要因を探ってみたいと思います。最高裁判所事務総局が毎年発行している『司法統計年報』の令和5年度版を見てみると、表2のようになっています。浪費や異性

表2：離婚申立ての動機

	夫	妻
1位	性格が合わない	性格が合わない
2位	異性関係	暴力を振るう
3位	浪費する	異性関係
4位	精神的虐待	浪費する
5位	暴力を振るう	精神的虐待

最高裁判所：『司法統計年報』令和5年度版

関係などの本人の責めに帰する要因を除けば、男女ともに性格の不一致や、暴力（DV：Domestic Violence）や精神的虐待が上位にランクされています。小さな価値観の相違であっても毎日の暮らしの中では大きな問題になってしまうことがあります。男性の家事や育児への関わり方を非協力的と捉える女性もいれば、少しでも家計を支えたいと考えて深夜遅くまで働いているのに理解が得られないと考

える男性もいるようです。こうした価値観のズレが徐々に夫婦間の溝となって離婚に至るケースは意外と多いようです。ではそういった些細な行き違いから生じてしまう離婚を未然に防いだり、損なわれた夫婦間の信頼関係を修復するための手立てはあるのでしょうか。

【効果的な離婚予防策を考える】

　コロナ禍により在宅勤務が多くなり、夫婦で一緒の空間を共有する時間が増えると、それまでに見えていなかった相手の癖や言動などがついつい「欠点」として映りがちになります。こういった見方が積もり積もってストレスになると口論も増え、関係が悪化し、離婚と繋がってゆくケースは多いのではないでしょうか。

　しかし、コロナ禍によりライフスタイルの変化を余儀なくされた多くの夫婦が離婚しているわけではありません。では、離婚に及ぶ夫婦と離婚を回避できる夫婦の違いは、いったいどういう点にあるのでしょう。ゴットマン・デクレア（2021）によると、一日の疲れを癒すために肩や背中をマッサージしてあげる、仕事帰りに夫・妻に必要な日用品などの買い物をするなどといった、ちょっとした互いの気遣いと優しさを日々積み上げている夫婦は、もめごとがあっても仲直りしやすいという指摘をしています。また、日本国内のウェブ上にある離婚相談のページでも、良好な夫婦関係を維持してゆくには、自分の感情をコントロールしたり、他者の気持ちを理解し協力し合うことが重要であるというアドバイスをよく見かけます。こうした人間関係を良好に保とうとする力は、社会情動的スキルと呼ばれたり、非認知的スキルと呼ばれたりしています（OECD, 2018）。

【非認知的スキルの可視化による自己探求】

　従来、非認知的スキルは、幼児期から学童期にかけて育成されるもので、大人になってからでは伸ばすことができないため、早期からの取り組みが重要だとされてきました。しかし、中山（2020）は、非認知的スキルは、発達過程の様々な経験と学びの中で後天的に訓練によって形成されるため、自制心や協調性、忍耐力、人間関係における信頼感構築力などのスキルは、むしろ大人になってからの方が高めやすいと述べています。

　この非認知的スキルには、柔軟性や共感力、協調性などから成る対他者スキルと自己肯定感、道徳心、自律性などから成る対自己スキル、社会・文化的、技術的ツールを相互作用的に活用する対課題スキルの3つのサブカテゴリーがあります。非認知的スキルに長けた人は「目標に向けて粘り強く頑張る」「他者との信頼関係

を築き協調性に富む」「前向きな気持ちを持続できる」などの特徴があり、逆に低い人は「忍耐力がなくすぐにあきらめる」「自己中心的」「自分に自信がなく悲観的」などの側面があるとされています。

　また、非認知的スキルは、英語、数学、国語といった学力テストなどで点数化される認知能力とは異なり、数値による評価が難しい力であるともされています。しかし、最近ではこの非認知的スキルの可視化ツールを提供するウェブサービスも出てきました。たとえば、『心理テストペルラボ：ペルソナラボラトリー』（https://www.sinritest.com/bigfive01.html）というサイトには、開放性、外向性、勤勉性、協調性、情緒安定性などのスキルを、セルフ・チェック形式で個別に診断できるテストがあり、以下のような結果が提示されます。

表3：主要5因子によるビックファイブ非認知スキル診断結果のサンプル

心理尺度	素点	段階	グラフ
外向性	22点	普通	
情緒安定性	20点	普通	
誠実性	21点	普通	
協調性	23点	高い	
開放性	17点	普通	
自己キャップ	15点	普通	

　上記の診断結果により、自分がどんなスキルに優れ、どのようなスキルが不足しているかが一目瞭然にわかり、どこを改善してゆけばパートナーとの衝突をうまく回避できるか、という問いへの有効な手がかりとなります。離婚の2文字が脳裏をかすめた際には、このようなセルフ・チェックを活用した上で、自分の非認知スキルを客観的に理解し、そして弱いスキルの改善に工夫が為されれば、社会の状況もまた大きく変わってくるのではないかと思ったりしています。

（山下　巌）

[参考資料]

中山芳一．2020．『家庭、学校、職場で生かせる！自分と相手の非認知能力を伸ばすコツ』東京書籍．
OECD編．2018．『社会情動的スキル―学びに向かう力』明石書店．
ジョン・ゴットマン、ジョアン・デクレア（共著）．2021．伊藤和子（訳）『ゴットマン式コミュニケーション術―自己診断テストでわかる改善と対策』パンローリング株式会社．

Q16 院内立ち入り禁止により、祖父を看取れなかった自らの悔いにどう向き合えばよいのでしょうか？

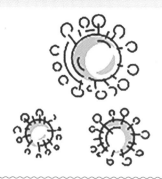

【質問者：遺族】

> 新型コロナの感染拡大に引きずり込まれるように、我が愛する祖父が緊急入院し、その数日後、そのまま病院で息を引き取りました。もう2年の歳月が経ってしまいましたが、無念な死を遂げた祖父の事を思うとやるせない気持ちでいっぱいです。親族である私たちですら、院内立ち入り制限のため、その最後に立ち会えなかったので余計に．．．。今では「コロナ憎し」に「病院憎し」の思いまで加わりつつある状況です。どこかで気持ちを切り替えねばと思うのですが、そう簡単にはいきません。どうすれば心穏やかになれるのでしょうか？

Focus あいまいな喪失

【コロナ禍で浮遊する命の尊厳】

2020年、新型コロナウイルスが世界規模で蔓延し、日本社会は大きく変容しました。物流の規制、移動の自粛、対面コミュニケーションの回避など、経済的・物理的な課題があちこちで生じました。その一方で、医療・介護現場を中心とした感染者の死に直接または間接に接しやすい空間では、感染者である彼ら彼女らの死について、医者・親族がどのように考えるべきかという精神的な課題が浮上することとなりました。日本での象徴的な事例としては、2020年春に芸能人として有名であった志村けんさんや岡江久美子さんが新型コロナウイルス感染で急逝された際に、葬儀が執り行われず、遺族が遺体と対面することなく火葬された話があります。葬儀業者を介して遺骨を自宅で受け取ることとなった話が報じられると、社会に大きな衝撃が走りました。また、医療従事者が、罹患者と家族を近づけまいと面会を徹底的に拒絶することによって、その臨終に立ち会うことすら許されず、悲嘆にくれるしかなかったという事態が日本の各所で見られました。

【「委託」という新たな感覚変容】

　アメリカの心理学者であるロバート・ニーマイヤー（Robert A. Neimeyer）は、新型コロナウイルスの悪夢にさらされた結果、人々は、事柄を予測できコントロールできるという感覚、すなわち自分の子どもや愛する高齢者を護ることができるという信念の感覚を失ったと指摘しています。コロナ禍において、罹患者の家族は、病院によって罹患者本人と隔離されることで、彼/彼女の保護を外部委託するという感覚に陥るようになるという指摘です[1]。日本でも、この委託感覚についての違和感については、1980年に病院での死亡数が自宅での死亡数を上回ったのを契機に、様々な議論がなされてきました。例えば、アメリカの宗教学者で京都大学教授をも務めたカール・ベッカー（Carl B. Becker）は、畳の上で死ねなくなった現代日本人について、その論文の中で次のような批判的な文章を記しています[2]。

　明治期まで遡らなくても、戦前の日本では殆どの人が実家の畳の上で他界していた。縁側越しに見慣れた庭を眺め、家族や僧侶に看取られて死んでいったのであった。一度しか経験が不可能な出生、成人、結婚、還暦等他の通過儀礼と同様に、その通過儀礼（死）を味わい意識的に経験したのである。それに対し、現在の日本人の殆どは、消毒された病室でいつの間にか意識を失って昏睡状態に入り、臨終を迎える。つまり、自分の死を己の経験として迎えていないと言えるであろう。

　こういった彼の議論を含め、日本では病院に依存した死の社会的状況への批判と、畳の上の他界（在宅医療）の重要性が論じられるようになりました。ですが結局のところ、当時の議論の白熱も虚しく、コロナ禍において罹患者は家族と隔離され、病院で孤独に死を迎え、残された家族には当人の死に目にあうことができなかったという無力感が強く漂い続けることとなりました。では、私たちは、この無力感にいかに向き合い、心安らかに病院によって隔離された親族の死を受容することができるようになるのでしょうか。そこには、「あいまいな喪失」という言葉がキーワードになろうかと思われます。

【あいまいな喪失とは何か】

　「あいまいな喪失」という概念は、アメリカの心理学者ポーリン・ボス（Pauline Boss）によって提起されました。彼女はアメリカの9.11同時多発テロ事件（2001年）や日本の東日本大震災など、大規模災害の被災者を支援した心理学者の一人であり、コロナ禍においても、人々の大量死について社会がいかに向き合うべきかに

ついて発言を続けた作家として注目されました。ボスは、災害時に親類や友人が突然安否不明になり、彼／彼女が突きつけられるような喪失感のことを「あいまいな喪失」と呼び、「喪失しているかどうかがはっきりしないまま、解決することも、終結することもない喪失」と定義しました。彼女は、このあいまいな喪失には、主に2つの状態のタイプがあるとしています。ひとつは、戦争・自然災害などによる行方不明者が置かれる状況のように、「心理的な存在がありながら身体的に不在な状態」。そして、もうひとつは、認知症や脳外傷で関係性が凍結してしまう場合のように、「身体的な存在がありながら心理的に不在な状態」です。「あいまいな喪失」は、コロナ罹患者の家族にとって、病院によって患者が隔離されることで、さらに強化される状態となり得ます。つまり、病院という外部空間に患者が移動することで、家族にとって罹患者は身体的・物理的に不在となり、医者によって彼／彼女の生死が審判され、病床経過が管理されることとなるため、心理的にも家族から不在となるのです。

【あいまいな喪失を受容するには】

では、こうした喪失の状態に置かれた人々に対して、ボスはどのような処方箋を検討したのでしょうか。まず、ボスは、「レジリエンス（回復力）」という言葉をあげています。人には困難な状況下でも健康を保つことができる力が備わっており、それをレジリエンスと彼女は規定しました。その上で、彼女は、コロナ禍のような状況に耐えるために、私たちが自らのレジリエンス、そして家族・コミュニティのレジリエンスを高めることで、あいまいな喪失が生む答えのない問いを抱えるストレスを乗り越える、あるいは受容することができるようになるとしています。
「あいまいな喪失」の状態に置かれた際に、人間は直ちに答えを出そうとし、あるいは答えが出ない状態を嘆き、分かりやすい安息を得ようとします。ボスは、この矛盾状態に耐える、あるいは耐えずともそのまま享受するレジリエンスの感覚を持つことが、「あいまいな喪失」状態を解消する方法であるとし、次の6つの具体的処方箋を提示しています。①意味を見つける、②人生をかじ取りする感覚を調整する、③アイデンティティーを再構築する、④相対する感情を正常なものと見なす、⑤愛着の形を見直す、⑥新しい希望を見つける、の6つです。この処方箋がどこまで有効であり、どこまで実用的なのかはまだ研究の途上にあります。ですが、彼女の理論は、ボスの両親が故郷喪失者であるという彼女の切実な実感から始まり、また、彼女自身がメンタルヘルスの研究者、そしてセラピストとして数多くの人々から、あいまいな喪失にまつわる膨大な症例を集めた上で作り上げられており[3]、

その実地検証から得た知見としての6つの処方箋であり、試してみる価値はあるでしょう。とは言っても、そのままですと②・③・④の処方箋の抽象性は否めないので、最後に筆者なりに考えたボスの6つの処方箋を具体的に活用するための考え方をまとめておこうと思います。それは、「1人で抱え込まない」ことと、「①から⑥までの処方箋を一つひとつ順番に検討していく」ということです。

　ボスの指摘のとおり、あいまいな喪失には答えが出ません。突然、自身にとって大事な存在を失った際に、人間の感情は宙づりになります。だからこそ、焦って安易な答えに飛びつかないように、対話をする相手を設定することの重要性を、ボスはインタビューなどで示しています。人間は一人では安易な答えに頼ってしまいます。信用できる知己・親類と共に、自身に降りかかったあいまいな喪失についての自分なりに見出すことのできる意味を見つけることが、ボスの処方箋を最大限に活かす方法なのではないかと考えます。

　コロナ禍でご親族のあいまいな喪失に直面した、ご質問者を含めた多くの人に、ボスの議論と祈りが届けばと願います。

（永渕弘真）

[注]

(1) Weir, "Grief and COVID-19: Mourning our bygone lives." American Psychological Association https://www.apa.org/news/apa/2020/grief-covid-19
(2) ベッカー，カール「〈死の質〉と現代日本のタミナール・ケア」『現代命論研究9』、1996年、44頁。https://nichibun.repo.nii.ac.jp/records/5898
(3) 南山浩二「ポーリン・ボス「曖昧な喪失」研究の検討」静岡大学『人文論集』54（1）、2003年、3頁。南山はボスが共に暮らしていた父親と祖父母の出自が、アメリカへと亡命してきたスイス人であり、彼らが自身の故郷を喪失し、残してきた親族へのあいまいな喪失感覚を持っており、彼女はそうした両親の感覚からあいまいな喪失への理解を進めたと指摘している。

[参考資料]

ボス, ポーリン．2015．中島聡美・石井千賀子監訳『あいまいな喪失とトラウマからの回復－家族とコミュニティのレジリエンス』誠信書房．

Q17 マスクを外す生活に戻ってみると、今度は逆に他人に顔を晒すのが不安になってきたのですが?

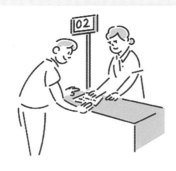

【質問者：大学生】

> 私大に通う大学3年の学生です。高校2年の終わり頃からコロナ禍によるマスク生活が始まりました。コロナが治まってきた現在もなお学内では原則としてマスクを着用しています。友だちだけでなく日常生活で出会う人たちもまだマスク姿が多く、顔全体を見る機会が限られ、一人ひとりときちんと向き合うことが少なくなった日常に何となく息苦しさを覚えています。コロナが5類に位置づけられたことで、マスク着用も任意となり、やっとこの「仮面」をつけたような生活環境から解放されるものと喜んだものの、いざアパレル関係のアルバイト先でマスクを外しての応対が求められるようになると、今度はマスクをしていない自分の顔を他人に見せることに逆に戸惑いを感じるようになってしまいました。こういった矛盾した自らの心持ちとどう折り合いをつけてゆくべきなのでしょうか?

Focus マスク生活とアイデンティティ

【ご質問背景への補足描写】

　2020年に始まったCovid-19の世界的な大流行は、現在を生きるすべての人々に、まったく新しい生活様式を求めました。我が国では不要不急の外出制限が政府から要請され、それに伴い会社や学校でのリモートワークやリモート授業が当たり前のように行われるようになりました。そのリモートワークやリモート授業による便益は、コロナ禍で初めて認識されたものではありません。しかし対面以外の選択肢は現実的ではなかったためか、ほとんど普及しませんでした。コロナ禍によって、現場に行かずに仕事をする、授業を受けるということを、社会的な要請としてリモート技術とも呼べる新技術へ移行せざるを得なかったというのが本当のところでしょう。各所で一気に導入が進み、あっという間に社会に浸透したこの新しい形での働き方、教育方法は、結果として私たちの行動パターンすら大きく変化させました。

　Covid-19の大流行による集団感染を防ぐため、政府から3密（密閉・密集・密接）

を避けるよう求められ、やむを得ず他人と会話等をする際にはマスクの着用が必須とされました。学校での生活は、この3密がすべての場面に当てはまるため、流行当初はリモート授業が積極的に推奨され、対面での授業はほぼなくなってしまいました。さらにリモート授業導入当初には、インターネット環境が不安定だったこともあり、ビデオをオフにしての授業が主流であったことから教員の顔以外は名前だけが並んだ画面を見ながらの授業となっていました。高校や大学などでは新入生同士が実際に顔を合わせることがなく、画面越しに顔を見る機会さえもがなくなれば、人間関係の構築に歪(ひずみ)が生じかねないなどとも言われながら、ワクチンなどのコロナ対策が少しずつ進み、対面での授業が徐々に解禁され、そして2023年5月にはCovid-19の位置づけが「5類感染症」になると、感染対策が大幅に緩和され現在に至っている状況です。

【マスクを着けたコミュニケーション】

このような背景を踏まえた上で、ご質問者のご相談についてあらためて考えてみたいと思います。

大学での授業がリモート主体で行われていた状況から徐々に対面で行われるようになったものの、当初はマスクの着用が必須（現在でも必須の大学は少なくありません）とされていました。同級生との出会いはマスク越しに限られ、大学外でも事情は変わりませんでした。このマスク着用という状況が、同級生をはじめ他人とのコミュニケーションにも非常に大きな影響を与えたことはいうまでもありません。マスクの効用について考えるに当たり、そもそも表情や身体が他者関係において果たす役割を考えてみると、とくに表情は人間同士のコミュニケーションにおいては非常に重要な構成要素といえます。口から発せられる言葉と表情などの身体表現全体から、私たちは相手の真意を判断し、適切な対応を模索し、円滑なコミュニケーションを実現しています。

ところがマスクは、そうした表情から伝わる情報量を目元に限定させます。マスクによって、私たちのコミュニケーションは言葉への依存度が高くなり、表情、身体を介して交していた情報が減少し、誤解も生じやすくなります。真意が伝わりにくくなるのを補おうと言葉に言葉を重ねても、話がくどくなるだけで意図した結果を得られないこともあります。マスク着用による息苦しさは、こうした身体の役割の限定という他者とのアクセス経路の減少に原因があるといえるでしょう。マスクを外して仲のよい友だちとおしゃべりをすると、関係性がいっそうよくなるのに、マスクをしていると笑顔は見えないし、声はくぐもっているし、どこか満たされな

いものがあるというわけです。

【裏腹な思い】

　他方で、こうした身体を媒介にしたコミュニケーションが可能であるということは、自分の真意を他者に気づかせにくくしていることも意味します。例えば、私たちは、自分の意志を隠し、正反対の態度を取らざるを得ない場面にしばしば直面します。悔しいのに喜んで見せたり、怒りたいのに気にしていない風を装ったりすることは珍しいことではありません。

　こうした場面でも、言葉で表現するだけではなく、表情、身振り手振りなどの身体表現を加えてコミュニケーションを取った方が、相手に自分の本心が気づかれず、自分がそこで表に出したい感情（本心とは裏腹な思い）を伝えやすくなります。身体は、真意を見えにくくし、あたかも正反対の意志が存在しているかのように見せる「ふり」を強化することができるのです。この機能を上手く使いこなせれば、本当か否かに関わらず、自分の思い通りにコミュニケーションが取りやすくなりますが、相手が行うこの「ふり」に自分が振り回されやすくなってしまうという副作用も含まれています。

　マスクを外すと、隠されていた表情が露になるため、今度は真意が相手に容易に伝わってしまったり、隠された意志の存在、すなわち相手の「ふり」に惑わされやすくなったりすることになります。マスクを外すことに対する躊躇いは、この素顔をさらけ出すことへの戸惑いといえるのではないでしょうか。

【サルトルの対他身体】

　フランスの哲学者サルトルは、こうした主観的なやり取りを実現する身体の性質を「対他身体」と名付けました。この対他身体は、「他人に認識されたものとしての私の身体」を指します。例えば「恥ずかしい」という感覚は自分の身体が他人に見られているという「私」の把握がなければ成立しません。「私」が何もないところで転んでも、誰にも見られていなければ恥ずかしくないのですが、友だちに見られているとわかると途端に恥ずかしさを感じます。「私」という存在は、「他人が『私』をどう捉えているか」を要素として含んでいるのです。つまり「私」は他者と相対的に決まる要素を不可避に抱え込んでいるのです。

　マスクはこの他者から見られる「私」を限定し、反対にマスクを外すと、他人に見られる「私」が拡大します。結局、マスクという媒体は他者と相対的な「私」の量を変化させるのです。マスクは他者にコントロールされる「私」を縮小するので、

「ふり」をしやすくする安心感と他者を遠ざける不安感をもたらしました。マスクを外せば、この安心感と不安感はなくなりますが、逆に他者と相対的な「私」が増大することによる心もとなさと、他者を直接的に把握できる親近感をもたらします。

【対他身体と私たち】

「対他身体」という視点を確保すると、マスクの有無は、他者との距離感を制御する道具をどのように利用するのか、という問題であることが明瞭になります。マスクを外すことで、私たちはより直接的なコミュニケーションを楽しむことができるようになりますが、自分がさらけ出されやすくなります。マスクを着ければ、お互いに意図が伝わりにくくなり、息苦しさ、もどかしさを感じることになりますが、私たちから必ずしも必要としてはいない主観性のやり取りを省略させ、過剰なコミュニケーションからの回避を可能にし、私たちの負担を軽減します。

多様な相手とのコミュニケーションが求められる日常の生活で、コロナ禍の副産物ともいうべきマスクの着用は、対他身体をコントロールするツールを提供してくれたということができます。

ご質問者が、友だちとはマスクを外してコミュニケーションを取りたくなり、バイト先のお客さんとはマスクがないと接客が不安になるというのは、自分が望む主観性のやり取りの濃淡の反映といえます。そしてご質問で吐露されている「矛盾した思い」とは、コロナ禍で遠ざかっていた、相手との適切な距離感、適切な深さでのコミュニケーションをどう実現するかという問題ということに行き着くでしょう。コロナ禍で鈍った人間関係の維持という非常に緊張感のある感覚、技術の再構築が問われているのです。結局のところ、ご質問者の悩みは、ある意味でコロナ禍でなくても生じる「良好な他者関係の醸成」という人間にとって普遍的な課題が前提にあるようです。マスクを着けた自分、そうでない自分の問題は、相手との距離感の問題でしかないと考えればさほど深刻に考えなくてもいいのかもしれません。

（長沼　淳）

[参考資料]

ジャン＝ポール・サルトル．2007．松浪信三郎（訳）『存在と無：現象学的存在論の試み』
　　ちくま学芸文庫．

Q18 教育現場で重用されている反転授業は企業の社員研修にも応用可能でしょうか？

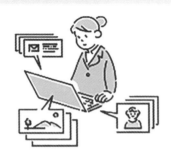

【質問者：中小企業経営者】

> 中小企業の経営者をしております。高校教師をしている娘から最近「反転授業」という教育手法についての話題を耳にし、とても興味を抱きました。コロナ禍で、在宅勤務を導入しながら何とか急場を凌ぎ切ったのですが、その一方で、新入社員に対する対面研修の不足分を補うために実施したオンライン研修では、比較的丁寧かつ効率的に対応できたのではないかと自負しているのですが、果たして彼ら側にとってオンライン研修の実効が得られたかと問えば、疑問なところもあります。反転授業というものを企業研修に活用することは可能でしょうか？

Focus 反転授業と社員研修

【回答に先立って】

　コロナ禍では様々な場面で活動が制限され、不自由な生活になりましたが、それらに対応するために、オンラインの利用が加速しました。Web会議システムやオンデマンドによる研修や教育はコロナ禍以前からありましたが、それが急速に普及し、現在は対面とオンラインを組み合わせたハイブリッド（hybrid）型として、新たな研修・教育が試みられています。

【新入社員研修の現状】

　某有名企業の人事担当者に新入社員研修の現状と課題を聞いてみました。その会社では研修期間が約1カ月で、内容は対面形式により講師（部長等の管理職）から各部署の仕事内容の説明があり、その後外部講師によるビジネスマナーの研修へと続き、最後に現場での研修で締めくくる手筈とのことでした。どうやら新入社員研修では、会社で行う一通りの業務について実践を交え、かなり踏み込んだ研修が行われているようでした。コロナ禍においては、最初の年（2020年）は対面による研修がすべて中止となり、その代替として自宅等で与えられた課題に取り組む形

式でした。2年目以降は感染予防対策を徹底し、内容を縮小して対面での研修が行われました。また、オンデマンド動画やZoomも併用し、通常の対面研修に加え、地方や海外の社員と繋いだ研修も企画実施され、新入社員にとってはよい刺激となったようです。

　このように、コロナ禍にあっても研修を止めずに、さまざまな工夫により研修を継続した会社があった一方で、飲み会などのインフォーマルな場での交流が制限されたことから、同期や先輩社員に気軽に相談や質問をすることができず、不安な社会人としてのスタートを切った新入社員も多かったかと思います。

【反転授業とは何か】

　「反転授業」とは、授業の前に課題として授業資料等が提示され、その内容に基づく質疑や確認テストをすべてオンライン上で行い、実際の授業では事前の課題で学んだ知識の確認やグループワーク等を通して学習者自身が課題解決を行う授業形式のことです。これまでの授業形式は、教師による授業により知識が伝達され、その内容を確認するための課題が出されることが主流でしたが、課題を先に提示し、授業をそれに基づいた内容で行うことから、反転授業（Flipped Classroom）と呼ばれています（バークマン・サムズ, 2014）。2000年代初頭のアメリカの高等学校で取り入れられ、学習効果が高いことが注目され、その後日本でも学校教育や企業研修で反転授業への関心が高まっています（バークマン・サムズ, 2014）。今では日本の大学で積極的に取り入れられるようになり、高校にあっても少なからず導入され始め、さらには企業研修への応用も提案されたりしています（森, 2023）。

【反転授業の効果】

　バークマン・サムズ（2014）によると、「反転授業」の効果は、予め提供される資料（多くはオンデマンド動画）を視聴することにより、事前に課題に取り組むことができるようになることから、学習者にとって様々な利点があることを指摘しています。そこで、この「反転授業」の手法を企業の新入社員研修に取り入れたら、具体的にどのような効果がもたらされるのでしょうか。その最大の効果としては、事前にオンデマンド動画による学習を行うことができ、これまで新入社員を一堂に集めて行っていた研修時間や経費などを大幅に短縮・節約することが可能になります。また、より本質的な効果として、オンデマンド動画による学習を自分のペースで行うことができるので、分からないところは何度も繰り返し視ることにより、研修内容を深く理解することができるようになります。同時に研修担当者にとって

も、事前にオンデマンド動画に対する受講者のコメントや内容理解を確認する課題を提示すること、個々の受講者の興味や理解度を知ることができ、その内容を対面での研修に反映することができるなど、多様な利点があります。

【反転授業の方法】

　では、具体的な「反転授業」とはいったいどんなものなのか、そのイメージについてご質問者のご参考になればと考え、ここに筆者が大学の授業で担当している「中等英語科教育法」での展開を紹介してみることにします。

　まず、事前準備として英語教育のテキストの章ごとにオンデマンド授業動画を撮影します。動画の撮影にはZoomのレコーディング機能や動画編集アプリのCAMTASIAを利用します。動画の長さは60分程度とし、場合によっては節ごとに10分程度の短い動画を複数用意することもあります。動画の時間が長くなると、集中して視聴する学習者が減るので、短い方が好ましいようです。動画内の講義としてはスライドショーを作成し、それに解説を加える方式としました。そして、オンデマンド授業動画として作成した動画をYouTubeに公開し、そのURLをLMS（学習管理システム）に公開します。LMSは学習に特化したSNSのようなもので、企業の業務システムやSNSでも代用できます。次に、授業内容を確認する課題をGoogle formで提示します。課題の内容は講義内容を200字程度でまとめるものと、疑問点を書かせるものです。提出された課題については対面授業の前までにすべて目を通し、どの学習者が理解できていないかを確認します。さらに、対面授業時において、課題の学習内容を確認するためのテストを5分程度行います。その後、オンデマンド授業に関するグループディスカッションを行い、話し合った内容を発表させ、それに教員が回答やコメントをしていきます。もちろん、事前課題の段階で学習者から寄せられていた疑問点についても回答していきます。これに加え、オンデマンド講義で学んだ内容を応用した模擬授業を行わせます。模擬授業の範囲は事前に学習者に知らされており、前回の授業で学んだことを活かすことが条件となります。

　「反転授業」を取り入れてから、学習者の授業の振り返りやアンケートにおいて、対面のみの講義形式の頃よりも学習者からの評価は高くなったようです。

【反転授業の新入社員研修への応用】

　さて、前節で紹介させていただいた教育の場における反転授業の流れを企業研修に応用するとしたら、どのようなものになるのでしょうか。

　まずは、これまで対面で行っていた知識や技術伝達型の研修をオンデマンドで作

オンデマンドで学んだ知識を

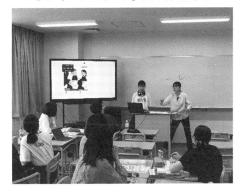

成し、事前に参加者に視聴してもらうといった方法が端的な応用かと思います。研修内容が前年度とそう変わらないものであるならば、既成のオンデマンド動画を流用することもでき、研修担当者の負担を減らすことも可能です。

仮にビジネスマナーや接客についての研修であったならば、参加者にオンデマンド研修動画を事前に視聴させ、対面による研修では参加者同士で接客のロールプレイを行わせることや、どのようにしたらよりよい接客になるかをディスカッションさせることも可能です。これまでの対面だけによる知識伝達型の研修とは異なり、反転学習を取り入れることで、単に知識として業務内容を覚えることから、仲間との協同により参加者自身が中心となって研修に取り組むことにより、参加者の動機づけが高まり、研修内容の定着も高まることが期待されます。

全員が同じ場所に集まって対面で研修を行う場合、旅費や宿泊費がかかりますが、反転授業の形式を利用すればその日数を減らすことができ、新入社員の時間的な負担感や会社の経費節減にも繋げることもできます。

このように、オンラインでできること、対面でしかできないことを効率性の観点から弁別することにより、教育利用に限ることなく、企業の研修にも役立てられるものと考えます。とりわけ新入社員研修にあっては、当該企業の諸事に対する周辺知識が皆浅いという側面もあるので、そういった理解の促進に大いに役立つものと言えそうです。

（志村昭暢）

[参考資料]

バークマン J.・サムズ A. 山内祐平・大浦弘樹（監修）上原裕美子（訳）. 2014.『反転授業―基本を宿題で学んでから、授業で応用力を身につける―』オデッセイコミュニケーションズ.

森格. 2023.『反転学習とは？企業研修に適用するメリットから注意点までを徹底解説』産業能率大学総合研究所.
https://www.hj.sanno.ac.jp/cp/feature/202312/05-01.html

Q19 オンラインセミナーを対面研修と同じ雰囲気にもっていく方法があれば教えてください。

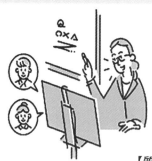

【質問者：企業の人事研修担当者】

民間企業で人事研修担当をしています。従来ですと、外部講師を招いて毎年2回はセミナーを実施していましたが、コロナ禍ではオンラインに切り替えて対応しました。対面にやっと戻すことができたものの、今後また同じような感染症拡大がいつ訪れるとも限りません。そこでお尋ねします。Web会議システムによるオンラインセミナーでも、その多彩な機能を駆使して十分に対応はできたのですが、やはり対面とは異なり、参加者の反応が読みにくいとか、盛り上がりに欠けるといった難点がありました。オンラインセミナーを対面と同じような雰囲気に持っていく方法はないものでしょうか？

Focus オンラインセミナーの工夫

【回答に先立って】

　企業や学校を始めとし、コロナ禍では様々なコミュニケーション場面でオンライン対応が主流となりました。当初こそ関連機器に関する操作への戸惑いの声を耳にしましたが、Webex, Google Meet, Zoom などの Web 会議システムの機能充実とさらにはその使い易さにより、今ではすっかりと市民権を得て社会に定着したように思われます。それにしても、このような生活スタイルの到来を、エレクトロニック・オフィス（電子化事務所）およびエレクトロニック・コテージ（電子家庭）といった概念を導入して、50年近くも前にその著『第三の波』（1980）の中で未来予測した米国の未来学者アルヴィン・トフラー（A. Toffler）の先見の明には驚かされる次第です。

【科学技術の後押し】

　さて、企業でのオンラインセミナーの無機質さにお悩みのようですが、教育の場

でも同様で、教師からは「学生や生徒たちの反応が掴みにくくて困る」「対面と違って普段積極的な学生たちであってもディスプレイ越しだと物静かになってしまう」、さらには「リアルタイム双方向とは名ばかりで実質は一方通行になりがち」といった声がよく聞かれました。やはり対面対話の状況で醸し出される独特の臨場感、すなわち驚き・感動・笑いといった連鎖にあっては、到底オンライン対話に勝ち目はなさそうです。しかし、少しでもリアルな雰囲気に近づけるよう、180°視野角のカメラ機能で会議室や教室全体を映しだしたり、参加者人数に反応してAI搭載カメラが画角自動調整してくれたり、また話者をズーム追尾したりするなど、コミュニケーションツールの進歩も日進月歩です。いつの時代になるかはわかりませんが、「ポケモンGO」で話題をさらった現実世界とヴァーチャル情報を巧みに融合させた「拡張現実」（AR = Augmented Reality）の技術進展に触れるにつけ、科学技術によって生み出される限りなくリアルな空間の創出はさほど遠い話ではないのかもしれません。

【温もりある場の創出】

とは言え、現実問題として捉えた場合、オンライン会議しかり、オンライン授業しかり、「臨場感」の醸成はなかなか容易ならざるところがあります。オンライン飲み会というのがいっとき流行りましたが、小さなお子さんがいても宅飲み参加できる点、経済的な負担が極めて少ない点、アルコール摂取に対する同調圧力を回避できる点などのメリットもあって、それなりにエンターテインメントとして定着した一方で、やはり「ひとり自宅でお酒を飲んでいるのと何ら変わりない気がする」という冷めた声も多く、日本トレンドリサーチ（運営会社：株式会社NEXER）が実施したオンライン飲み会に関するアンケート調査の結果（2021年5月28日）では、「コロナウイルスが収束した後でもオンライン飲み会を実施したいと思いますか？」の問いに、2020年5月時点では「したいと思う」が65.2%であったのに対し、2021年5月の調査では34.8%とほぼ半減していることから、やはりオンライン飲み会がリアル飲み会の代替とはなり得ていない現実が窺えます。結局、前述したような「臨場感の醸成＝温もりある場の創出」の問題に尽きる気がします。

そこで、この臨場感を醸し出す工夫としてすぐに思い浮かぶのが、英語のcanned laughter（またはlaugh track）という効果音演出です。コメディ番組やバラエティショーをテレビで見ているときに耳にするあの「笑い声」のことで、「缶詰の」（canned）という意味合いから、事前に準備された笑いを意味し、今ではライブショーなどでも欠かせない要素となっています。また、タレントを起用し

た通販番組を見ていると、その商品の安さに予め手配された会場の視聴者たちから、「うわぁ、やす〜い！」といった如何にも演出されたオーバーアクションに気を留めることがあったりすることでしょう。「うざい！」と切り捨てる視聴者も多いでしょうが、共感や驚きのリアクションが売り上げに奏功している事実があるがゆえに未だその手法が常態化しているわけです。

【"サクラ"の有効利用】

　前述したような演出に寄与する声やそういった反応をとる視聴者たちを私たちは「サクラ」と呼んだりしています。江戸時代の芝居小屋で歌舞伎を無料で見させてもらうかわりに、その芝居の雰囲気を盛り上げるために、件（くだん）の「成田屋！」などの景気づけの声掛けをした人たちを指し、只見できる桜の花見になぞらえてそう呼んでいたとか、その他もろもろの語義由来があるようです。いずれにせよ、このサクラがのちのち漢字の「偽客」と当てられているのを知ると、私たちがあの落葉高木である「さくら」に抱くその美しい語感イメージとは裏腹に、「サクラ」にはなぜか「不自然」というネガティブイメージが先行し、ときに怪しさと紙一重との印象を持つのも無理からぬ話です。それでもなお、商品販売イベントなどで売り上げ増に客足を誘導するサクラがよく利用されたりしている実際に無頓着になり、ついついその雰囲気に釣られて消費行動に走り、後になって購入商品の劣悪さに不満を述べる消費者は相変わらず後を絶たないようです。

　もちろん、こういった場面でのサクラの利用はビジネスの世界ではごく当たり前の流儀なのかもしれません。しかし、消費者からすると「騙された」となるわけで、ひとつ間違えば悪徳業者とのレッテルを付与されかねないので問題です。最近では、このサクラがWebでの商品広告に盛んに利用されているようです。いわゆる、クチコミとか商品レビューというカテゴリーにおいてですが、自然さを醸し出すために商品の秀逸さを謳（うた）う消費者評価が掲載されている一方で、差しさわりのない難点も適度に掲載し、最後には商品購買意欲をそそるよう誘導してゆく手法です。実物を手に取って見られない分、注意が必要です。

　しかし、このサクラが健全な形で活用されるのであれば、決して誰しも咎（とが）めたりはしないでしょう。まさにオンラインセミナーがそれです。質問役までサクラを用意するとなればそれなりに問題となるのですが、リズム同調を引き出す頷（うなず）き担当（サクラ）を活用することには何ら倫理的な問題は発生しないかと思います。誰に担当依頼するかの配慮さえ怠らなければ、頷き担当・微笑み担当・驚き担当のサクラさんたちがきっと場の雰囲気を盛り上げてくれることでしょう。「感化力」「感応

力」「共感力」といった言葉があるように、他人の感情によって自らの感情までもが動かされる事実を知ると、一考の価値がありそうです。

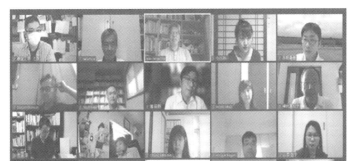

オンラインセミナーの様子

（淺間正通）

［参考資料］

淺間正通（編著）．2005．『人間理解の座標軸』学術出版会．143．
日本トレントリサーチ「オンライン飲み会に関する調査」PRTIMES
　　https:///prtimes.jp/main/html/

Q20 クライアントを交えたオンラインミーティングで摩擦が生じてしまった原因がわかりません。

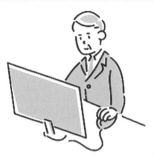

【質問者：IT関連企業営業職】

> IT関連企業の営業職です。コロナ禍から勤務はほぼリモートワークになり、現在でもオフィスの維持管理経費削減もあって勤務形態はそのままです。当初はそれでも全く不便を感じなかったのですが、最近はいろいろと問題が出てきました。先日はチームの同僚と些細なことから言い争いとなってしまいました。他にも顧客を交えたオンラインミーティングで相手の本意を捉え損ない怒らせてしまったこともありました。なぜこのようなことが起こってしまうのでしょうか。また、オンラインでもうまくコミュニケーションを行うコツなどはあるのでしょうか？

Focus オンラインミーティングの留意点

【真偽綯い交ぜに錯綜する現代のコミュニケーション事情】

　人と人の関わりがデジタルとアナログを混淆しつつ多極化する近年の状況において、ご質問いただいたようなトラブルは日常的風景と化した感があります。筆者もこれまでに同様のトラブルを少なからず経験してきた一人です。自分の言葉が真意と異なって受け取られた戸惑いや失望は誰もが抱いたことのある思いでしょう。

　作為・無作為にかかわらず真偽の綯い交ぜとなった情報が溢れる対人コミュニケーションの中から真なる情報のみをすくい上げることは容易ではありません。言語表現においては、その人の癖や言い間違い、感情の影響、文化的背景の違いなどで真意がストレートに伝達されないことがあります。そのため、人は表情や身体動作を交えて表現し、またそこから真意を読み取ろうとします。しかし言語情報同様に表情などにも真偽が入り交じり、文字通り上っ面の表情の間に真意が隠されていることは少なくありません。それでは偽の情報の中から真意をどのようにして見出せばよいのでしょうか。

【言語以外の情報から見出す真意】

　人と人との直接的なコミュニケーションにおいて言葉はとても重要です。しかし、そこで人は前述のように言語情報のみならず、実にさまざまな情報を総合的に認識、判断し、さらには意思決定を行なっていることは言うまでもありません。マーケティングの分野などで些か使い古された感がありますが、メラビアン（Albert Mehrabian）はその著書 Silent messages [1]（1971）の中で、人が言語（Verbal）情報によって影響される割合は7％と説いています。対して、その他の聴覚（Vocal）情報は38％、視覚（Visual）情報にいたっては55％にも及ぶとし、このことは多少誇張解釈気味な点はあるものの、さまざまなメディアでコミュニケーションをはじめとして膨大な情報が行き交う現代においては、改めて気に留めておくべき指標の一つといえるでしょう。

　ご質問では「オンラインミーティングでのトラブル」という事例でしたが、そこでの視覚情報というと、相手の顔すなわち「表情」が主要であると見做してよいでしょう。そのため、相手の発した言葉のみにフォーカスし過ぎて表情変化を見過ごすと真意を誤認し、ご質問にもあるようなトラブルにも繋がりかねません。

　ところで、一人の心理学者が犯罪者の嘘をその表情から見抜き、罪を暴くというストーリーのドラマが米国FOXで放送されたことがありました。日本でも「ライ・トゥー・ミー　嘘は真実を語る」（原題：Lie to me）というタイトルで放送されたので、視聴された方もいらっしゃることでしょう。実はこのドラマの主人公は実在の人物をモデルとしていました。それが、20世紀の傑出した心理学者100人にも選ばれたポール・エクマン（Paul Ekman）です。彼は表情の観察によって感情を読み解く表情分析の専門家であり、表情変化を細かく観察した上で情動と関連づける方法をFACS（Facial Action Coding System）として体系化したことで知られています。また、表面的な表情に隠された僅かな変化、いわゆる「微表情」を観察することで偽の表情から真の感情を読み解くメソッドを確立しました。

【感情を表情から読み取るためのヒント】

　人の表情は多彩で複雑です。したがって、この限られた紙数の中ではあくまでも搔い摘んだ取り扱いにならざるを得ませんが、エクマンらはFACS理論が数時間の課題練習によって応用が可能であるとしており、それは彼らの著書でも紹介されています。

　FACSではまず、人の感情を数種[2]に類型化した上で、それぞれの感情が惹起する特有の「表情」について述べています。

人の表情は主に顔の表情筋によって作られ、大きくは、額や眉、目などの顔上部、そして口や頰周辺の顔中部、さらに顎などの顔下部の 3 つの部分に分けて観察されます。もちろん、これらは同時に連動して変化が現れますが、時として、部分同士で矛盾した感情を示したり、場合によっては左右で異なったりすることもあるため、各部位ごとへの注意深い観察が必要です。また FACS では、特に眉や目の周辺、口唇周辺部の変化への言及が多いことから、それらの部分における変化を捉えることの重要さが窺えます。

「表情分析入門」[3]（エクマン＆フリーセン, 1987）は FACS に基づくさまざまな表情と感情の関連について言及しています。以下はその中の一つの例です。

　例えば、ある人が怒っている時、眉間は引き寄せられて下がり、下瞼は緊張が観察されます。口角の緊張も同様です。ただし、表情は時に曖昧であり、前述のように全ての部分が同時に変化するとも限りません。ところで、怒りの表情の中で緊張した口角が一瞬上がるなどのような、ある表情と同時にほんの一瞬別の表情が微に現れることがあります。これをエクマンらは「微表情」と呼び先述の一般的表情と区別しました。もし大きく利害を損なうような事態に直面した場合、人は情動を完全に排除することは難しく、何らかのサインを無意識に示すものです。たとえ表面的に動揺や感情の表出を抑えてポーカーフェイスを装ったとしても、それは一瞬固く結ばれた唇、口角の揺れ、瞼の隆起など、無意識に僅かな表情の変化として現れるのです。それが微表情であり、一般的表情の波の中で人の情動を明確に示す小さな標識といえるでしょう。

　ただし、FACS の有用性を認めながらも FACS は表情分析の一部を証明するに過ぎないことや FACS と日本人の表情には多少の違いがあることなども指摘されており[4]、実際には声の調子などを含めた多面的かつ注意深い観察が必要でしょう。付け焼き刃の知識を過信することにも注意が必要です。実務的活用等での表情分析の活用を考えた場合、より専門的な学習が必要となるでしょう。専門的な知識やスキルを身に付けたい場合には、認定 FACS コーダーという資格などもあるので一考してみてもよいでしょう。ちなみに、本資格は防衛省情報部門の表情分析研修講師採用要件の一つにもなっています。

　ところで、微表情はほんの微かな表情筋などの変化であり、0.2 秒以下しか出現しないとされています。それを意識的に観察するのは容易ではなく、モニタ画面上となると、より難度は高くなるでしょう。では、Web ミーティングなどで微表情が読み取れるようになる環境をいかにして用意すれば良いのでしょうか。

【微表情が読み取れるオンラインコミュニケーション環境】

　微表情という微小かつ短時間の変化をも観察できるような環境はHD（ハイビジョン）と呼ばれる高精細な映像によってはじめて可能となります。現状では、HD環境でWebミーティングを行うには少なからぬ準備が必要となりますが、このような技術的なことがらに無縁な方もいらっしゃることでしょう。そこで、こちらについてもあえて以下に要点のみ触れさせていただきます。ここでは最も一般的なWeb会議サービスの一つである「Zoom」（Zoom Video Communication Inc.）を例に、HD映像によるミーティング環境構築の要点を述べておきます。

　そこではまず、Zoomで定義される「グループHD」というミーティング映像画質表示のための要件を満たしておくことが前提となります。無料で利用可能なZoomのベーシックプランは、ミーティングが40分で強制終了されるなど制約が多く、映像画質も640×360ピクセルのSD画質相当の解像度に限定されます。

図1. SD画質での表情（Zoom）　　図2. HD画質での表情（Zoom）

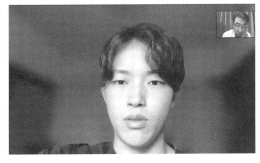 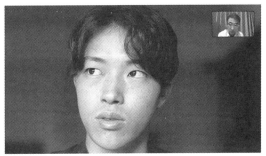

　ミーティング画面で微表情を読み取るためには、標準のSD画質と解像度では、微細な変化を観察することは難しく、できればフルHD（1080p）の映像、少なくとも標準HD（720p）画質が必要でしょう。図1はZoomでのSD画質画像です。よく見ると、口角の緊張や眉間に現れた皺のような表情の細部が潰れてしまって細かい表情が見て取れません。

　普段Web映像などで見えているものがすべてのように思いがちですが、実際には多くの情報がこぼれ落ちてしまっているのです。したがって、Zoomの契約プランでは、少なくともHD画質で表示可能な「プロ」プランをはじめとした有料契約、可能ならばフルHD画質表示可能な「ビジネス」または「教育機関向け」などといった上位プランの契約が望ましいと言えます。ただし、上位プランは最低10本以上の契約が必要になるため、個人での利用には不向きです。また、HD画質でのミーティングは参加者が2人に限られ、ミーティング管理者と参加者の双方で同

様の環境と設定が必要です。なお、Zoom のミーティング映像の書き換え周波数（フレームレート）はハードウェアや通信環境によって 30fps から 15fps まで段階的に変化します。15fps の 1 コマ表示時間は約 0.07 秒で、微表情の持続時間 0.2 秒の表示を 3 コマでしか表せず、観察には不十分です。できるだけ余裕のある環境を用意したいところです。

　そのほかにも多くの要件がありますが、Zoom のサポートサイトや Zoom の情報サイト等を確認いただくと、用意すべき環境や設定方法に関する詳細かつ具体的な情報が入手可能です。

【実際の問題解決に向けての心構え】

　表情分析は、今やアニメーション制作やロボット開発へ応用されるなど、一般化が進んでいます。しかし、FACS に示されるような表情による感情表現には国や人種、性別を超越した普遍的な共通性が見られる一方で、先述のように文化間での差異があることもわかっています。さらに、感情体験の個人的差異によっても感情表現は異なるため、FACS 以外にも普段から異文化情報や社会全体へのアンテナを高くしておくことが肝要でしょう。また、表情から相手の真意を理解するためには、先述のさまざまな技術や知識はもとより、まずは他者への関心を持ち、注意深い観察を怠らないことが必要であることを最後に確認しておきたいと思います。

（前野　博）

[注]

(1) Mehrabian, Albert. 1971. *Silent Messages*. Wadsworth Pub.
(2) 現在では、「恐怖 / 驚き / 嫌悪 / 怒り / 幸福 / 悲しみ」6 種の類型化が一般的。
(3) ポール・エクマン, ウォレス・フリーセン. 1987. 工藤力（訳）『表情分析入門』, 誠信書房. 91-197.
(4) 佐藤弥, Sylwia Hyniewska, 嶺本和沙, 吉川左紀子. 2019. Facial Expressions of Basic Emotions in Japanese Laypeople. *Frontiers in Psychology* 10. Frontiers Media SA. 1-3. https://www.frontiersin.org/journals/psychology/articles/10.3389/fpsyg.2019.00259/full

Q21 人が密着状態で並んでいるときに、感染リスクを軽減する方法があれば教えてください。

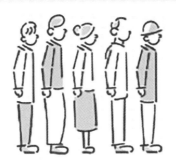

【質問者：個人事業主】

本年（2024年）3月に確定申告に行ってまいりました。申告締め切り間際であるということもあって、県税事務所の前はひときわ長蛇の列でした。要所要所に係の人が配置されているのですが、特に前後左右の人同士のスペース確保には無頓着のようでした。新型コロナウイルス感染症の収束傾向により、「3密」（密閉空間・密集場所・密接場面）回避の社会風潮が薄らいだとは言え、やはりこれだけ人が密着状態で並んでいると、マスクをしっかりと着用していても、ウイルス感染の懸念を強く意識した次第です。何か自分で、できる工夫はないものでしょうか？

Focus パーソナルスペースの心持ち

【回答に先立って】

　私たちは、新型コロナウイルス感染症による社会不安を契機に、これまで特に強く意識することのなかった「人と人との距離」を気に留めて生活するようになりました。「3密」（密閉・密集・密接）は、感染者の急増を受けて小池百合子東京都知事が、「No! 3密」と記者会見で発したことで市民権を獲得し、「2020 ユーキャン新語・流行語大賞」にもなるなど、社会生活を送る中で、他者との距離が詰まり過ぎて混雑した状況に警鐘をならす言葉として定着するようになりました。感染状況が落ち着いた昨今（2024年7月12日現在1医療機関当たり平均患者数 8.07人［全国］）でも、すし詰め状態の電車内で近くの人が大きなくしゃみや咳をしたりすると思わず気になってしまうものです。同時に人々が日常を取り戻し、感染症対策への緊張感が緩んでいるのも事実です。私たちが日常生活を取り戻しつつある昨今、パンデミックを経験したからこそ芽生えた新たな意識やマナーの在り方が問われるようになってきています。

【現実空間における対人距離】

　私たちは人と人との距離の取り方ついて、パンデミック前までは、ほぼ無頓着でしたが、本能的に他者との間で確保すべき空間を心得ていました。一見すると、無意識の行為ですが、過去には科学的なメスも入れられたりしています。

　1960年代に米国の文化人類学者であるエドワード・ホール（Edward T. Hall）は、近接学の観点から他人に近づかれると不快に感じる対人距離を「パーソナルスペース」（本稿では「対人距離」と呼ぶことにします）という言葉で、次の4つに分類しています。それは、(1) 密接距離（45cm以下）、(2) 個体距離（45〜120cm）、(3) 社会距離（120〜360cm）、(4) 公衆距離（360cm以上）です。これらは相手との関係性は勿論、個人差、性別、社会・文化の違いによっても異なります。

　ホールによる明察から約60年の月日が流れ、当時の社会学的な測定考察が、現代社会にそのまま適用し得るかに関しては、多少議論の余地もあったりします。例えば、VRゴーグルを用いて3Dの全身アバタを表示させると、仮想空間上でも対人距離が生じ、現実空間の特徴と同様に、様々な要因によって異なってくることがわかっています。確かに、ホールが指摘する対人距離は今なお厳然と認められつつも、デジタル・AI時代の現代では、「生身の人間」が現実空間でコミュニケーションをとる場合、それはもっと複雑となっている可能性が高いように思われます。

【状況によって変わる日本人の対人距離】

　コロナ禍では、社会距離ならぬ「ソーシャルディスタンス」という言葉が一般化し、人と会話をする際には2メートルの距離を保つ努力が促されました。日本人は、基本的にはハグや握手をしない非接触文化で生活しています。挨拶の仕方からもわかるように、一般には「おじぎができる距離」を保とうとするので、両者が頭を下げてもぶつからないように、比較的対人距離が広いと言われています。

　また、対人距離については、ホールが言う高文脈文化（high-context culture）と低文脈文化（low-context culture）の視点から説明することができます。前者は言語だけでなく言外の意味や状況などによってコミュニケーションが成立する社会に存在する文化です。より分かりやすく言うならば、場の空気を読んだり察したりできる文化です。後者は伝達される情報はすべて言語の中に含まれることを前提とする社会にある文化です。いわゆる、文脈に頼ることなく明示的な言葉に依存してコミュニケーションを成立させる文化です。日本の文化は高文脈文化に当てはまる最たる例と言われています。日本人の場合には、仮に声に乗せた

言葉が少なかったとしても以心伝心で意味共有できることが多々あり、相手に接近しすぎない固有の文化的作法を身に着けています。一方で、人口密度の高さゆえに、人々はラッシュ時の満員電車や公共の場の行列など、快適とは感じられない距離で他人と密着を強いられる生活環境に慣れているのも事実です。電車内で隣の人が眠りに落ちて、こちらの肩に寄りかかる風景に象徴されるように、本来的な対人距離の侵犯は日常的で、西洋の人たちからすれば、大いにストレスとなることでしょう。ある意味、日本人の対人距離とは、状況によって使い分けられているところがありそうです。

【無意識的対人距離から意識的対人距離へ】

　さて、ご質問者がご苦慮なさった確定申告手続きでの密場面は、今日、郵送やe-Tax（電子申請）により回避は可能です。ただし、書類準備が申告締め切りの直前まで要するといった仕方のない事情で行列に並ばねばならないケースもあることでしょう。ワクチン接種や買い物のレジ待ちなど、確定申告に限らずコロナ禍のような非常時でも「並ぶ」必然が生じることはそれなりに考えられます。それもあってか、厚生労働省も令和2年5月4日にいち早く、新型コロナウイルスを想定した「新しい生活様式」の実践例を公開し、これまで私たちが無意識的であった対人距離に対して、意識的な距離確保への対応を促すこととなりました。しかし、その中にある「身体的距離の確保」では、「できるだけ2m（最低1m）空ける」とするなど、余裕のある環境下での話が前提となっているため、当然の如く前述したような非常時のケースには当てはまらないのが実際です。

　しかし、コロナ禍以前は、極めて無頓着であった対人距離も、このような意識啓発が公然となされ、各人に自覚がもたらされた点では意義深いと言えます。今や基礎疾患などを抱える人にとっては、近接状況次第では命への脅威にもなりかねません。さらなる個々の意識改革が求められていると言えるでしょう。

【物理的距離と精神的距離によるシナジー効果】

　生活スタイルが欧米化し、個人主義的な色彩を帯び始めた日本社会ですが、高文脈文化としての特質を留める日本人の「察し」文化は未だ健在です。そこで、この察し文化を近接状況が発生した際にも上手く利用してみたいところです。

　たとえば、赤地に白い十字とハートマークのついたタグである「ヘルプマーク」の認知度も高くなってきました。そこで、同じ発想で、「ソーシャルディスタンスバッジ」というものが市販されています。特に基礎疾患を抱えている人の場合は、

それを着けることで無言のメッセージを送れます。また、列待ちしている時に、手持ちの鞄が背負えるタイプなら、それを背に移し替えるだけでも暗黙のメッセージに繋がり、相手の察しを促せたりします。ただし、こういった挙動は、得てして相手の不快感と紙一重な点があるので、露骨になり過ぎない配慮が必要です。

2022年、韓国の梨泰院で、群衆雪崩による痛ましい事故がありました。事故後、圧死を防止する方法の一つとして、胸の前で腕をクロスするとか鞄を前に抱えるなどの工夫が提案されました。物理的な距離を保つというだけでなく、個人の「心的ストレス」を和らげ、パニック状態を避ける上でも効果があるとのことです。感染症リスクの不安を抱いている人の場合、物理的距離は僅かですが、「密着したくない」という心理的メッセージを発することで、「心的ストレス」の軽減やストレスの伝染にも効果が期待できそうです。

また、コロナ禍のような非常時でも止むを得ず対峙すべき近接状況では、マスクや消毒などの物理的な手段はさる事ながら、ある意味で心理的手段をも上手く逆利用しながら、両者のシナジー効果を得てリスク回避したいところです。

最後に、ご質問者のご相談内容に関しては、「感染リスク」という極めて繊細な問題を含んでおり、ご参考になるか疑問ではありますが、大切なのは、何事においても深謀遠慮をめぐらすことかと思います。危険な状況に陥らぬように、早めの手立てを講じるに越したことはありません。そしてまた、そういう状況俯瞰できるのも日本人の察し力の一つなのではないでしょうか。

（荒尾浩子）

[参考資料]

エドワード・T・ホール. 1966. 國弘正雄訳.『沈黙のことば』南雲堂.
エドワード・T・ホール. 1970. 日高敏隆・佐藤信行訳.『かくれた次元』みすず書房.
厚生労働省「新型コロナ 1 医療機関当たり平均患者数（全国）」NHK
　　https://www3.nhk.or.jp/news/html/20240712/k10014510461000.html
厚生労働省　「新しい生活様式」の実践例
　　https://www.mhlw.go.jp/stf/seisakunitsuite/bunya/0000121431_newlifestyle.html

Q22 社会不安が著しい状況下で、対面会議に固執する所属団体の考え方に合理性が見えないのですが？

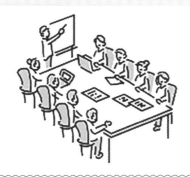

【質問者：社会人】

ライフスタイルも多様化する中で、社会に柔軟に対応できるよう、40歳を機に思い切って卒業大学の校友会役員、暮らすマンションの管理組合理事、そして市の公開講座の推進委員の役職を積極的に引き受けてきました。そんな矢先にコロナ禍が襲い、対面活動は自粛を余儀なくされ、定例会議もオンラインとなるなど、しばし様子見をすることになりました。しかし、中には対面の会議を重視する団体もありました。ガイドラインを守った上での運営とは言え、感染への社会不安が著しい状況下で対面に拘る姿勢には、活動意欲が人一倍強い私でも、さすがに非常識としか思えませんでした。それとも、私の理解にどこか足らない点でもあるのでしょうか？

Focus コロナ禍のリアルミーティング

【回答に先立って】

　人々の繋がりや支え合い、そしてそこから生まれる信頼といったソーシャル・キャピタル（社会関係資本）の重要性が近年ますます高まりつつあります。これは社会を円滑に機能させるために有益な人々の信頼関係や結びつきを表す概念ですが、その効用については、アメリカの政治学者ロバート・パットナム（R. Putnam）も指摘するように、行政の効率が良くなること、防災対策や治安・防犯に有効であること等が挙げられています。社会の分断が指摘されたコロナ禍ではありましたが、広義・狭義を問わず地域貢献活動・社会貢献活動においては、いかなる環境下においても自分軸をしっかりと持ち、自由な意思と柔軟な発想で活動範囲や関係性を拡大させていくことが必要なのではないでしょうか。その一方で、コロナ禍という特異な環境下での活動継続であったからこそ、あらためて対面価値の重要性が浮き彫りとなったのも事実です。

【対面空間の共有によってもたらされる効用】

　ドイツに生まれたユダヤ人政治哲学者であるハンナ・アレント（H.Arendt）は、人々が複数的な意見を交わしあうことを「活動」と呼び、「公共性」の要に据えました。異なる意見を持つ人々が同じ空間に集い、共通の課題について議論することこそが公共性の実現であると述べています。そして、「活動」のための重要な条件は物理的な空間の共有であり、彼女はこれを、テーブルを囲んで話し合いをすることに例えています。つまり、話し合いをするのにテーブルという介在物が取り去られてしまうと、人間の関係性もなくなってしまうという比喩描写です。

　とは言っても、不確実性が従来以上に高まりつつある現代社会においては、日常茶飯事に発生する様々なリスクの因子を上手く抑えつつ、その上で円滑な活動を展開し続けていくことが大切です。それゆえ、各種打ち合わせや会議の方法も、個々の場面・状況に応じ、柔軟に対応できる素養が昨今求められるようになってきています。具体的には、オンライン対応も是とする視点の必要性です。そして仮に、オンライン対応が不可能であるとか、あるいは苦手といった人がいれば、その人の不利にならないよう、書面配布を併用する配慮も必要かと思われます。

　しかしながら、ご質問の中のご紹介にあるように、校友会役員として、マンション管理組合理事として、そしてまた公開講座推進委員として、比較的少人数で多世代が議論を交わし合う場面では、やはり意思疎通の図りやすい対面様式の方が勝ることは言うまでもありません。オンラインと異なり、たとえ短時間であっても非言語を交えて感情体験を共有できることで、連帯感と友好的な人間関係を構築しやすいからです。先ほど指摘した自分軸を確認しながら、心地よい人間関係を築いていけるのであれば、諸々の活動に対面参加するのもひとつの有意味な決断と言えるでしょう。

【重視したい心の琴線（きんせん）に触れ得る場】

　そうは言っても、これまで一般的であった対面での学び場面が、コロナ禍という閉鎖環境では悉（ことごと）く蝕まれ、その結果、個人のキャリア形成すらもが脅（おびや）かされるのではないかという危惧もありました。そのような心配を他所に、生涯学習講座などは、地域の活性化を視野に入れた多世代による交流の場でもあることから、コロナ禍であっても、対面型、ときにはハイブリッド型（Web型＋対面型）として実施されている自治体も多くありました。

　例えば、音楽講座を例に挙げた場合、対面で実施されるからこそ、演奏者と参加者との間に一体感が生まれ、臨場感だけではなく音量感、残響感をも堪能すること

ができたりします。そして、コロナ禍に敢えて足を運んでくれる受講生の満足度をさらに高めたいがために、通常の演奏会などではなかなか聴けないような楽曲披露がなされたりします。実際に音楽講座の対面開催に踏み切った某自治体によれば、受講生は久しぶりの生演奏に終始陶酔した表情だったそうです。コロナ禍で緊張状態が続いている人々の心には、きっと癒しが必要だったのでしょう。特に、クラッシック音楽の子守歌は、生まれたばかりの命を祝福するのみならず、普遍の祈りの象徴でもあります。子守歌を聴きながら受講生の心が一つになり、まるで平和や安寧への祈りをささげているかのように見えたそうです。あるいは、現代の倦んだ空気から逃れ、肩の力を抜き、家族や地域との繋がり方をその響きの中に模索していたのかもしれません。

　コロナ禍によって急速に普及した「オンラインライブ配信」もありますが、Web型講座では、人間の五感に刺激を与え、臨場感や一体感の創出は極めて難しいところがあります。この音楽講座にまつわる逸話は、目の前で生身の人間が奏でるからこそ生まれる感動と深い学びにあらためて気づかせてくれたように思います。

　このように心の琴線に触れ得る場が見つかった場合には、「対面参加＞オンライン参加」の図式でイベント関与してみるのも重要かと思います。その場合には、もちろん物理的な安心・安全対策の措置がしっかりと講じられているか等の最大の留意は必要なのですが……。

【ウォーキングで繋がる地域の輪】

　コロナ禍による巣ごもり生活やオンラインコミュニケーションを強いられる中でも、時には外に出て周辺を散策したりしてみてはいかがでしょうか。そして、お話の中にあったマンション管理組合の理事会においてもオンラインのみでなく、場合によっては「ウォーキング会議」を導入してみるのも手かと思います。ウォーキング会議とは、その名のとおり、歩きながら会議をすることです。Facebookの創設者として有名なマーク・ザッカーバーグ他の著名人もこの方法を実践しています。健康促進はもちろんのこと、外的刺激との相互作用で創造性を高められるだけでなく、やはり非言語をも織り交ぜがちになるので感情の機微も伝わりやすく、結果として直接・間接に地域のコミュニケーション活性化とチームビルディングにも役立つと言われています。

　なお、ウォーキング会議では、スマホ画面から周辺の景色へと視線を移動させ、ゆっくりと歩きながら、そして共用部分のメンテナンス状況等を確認しながら、も

し不具合が見つかったならば、その場で対応方法を議論していくよう心がけることがポイントです。そうすることで、課題解決の核心に触れやすくなるかもしれません。さらには、ウォーキングしながら、軽い会釈等の小さな対面コミュニケーションを習慣化していったお陰で、マンション管理組合と自治会に関わる人たちとの理想的な連携が実現したという事例も耳にしたりします。

【意義を求めて見えてくる判断の核心】

これまで見てきたように、人と人とが直接触れ合うことで生まれる価値とその重要性については十分にご理解いただけたかと思います。そうは言っても、コロナ禍のような状況にあっては、如何なる動機づけがあったとしても、怯みたくなるのも当然です。したがって、決して完全と言えるような感染防止策が見つかっていない今、自らが関わる活動への対面もしくは非対面参加への最終判断は、あくまでも、それらの活動の意義を何処に求めるか次第で自ずと定まってくるのではないかと思います。

両者の特質をしっかりと対質化させながら、その求める実質価値をいずれかに見いだせたとき、本稿で幾度か指摘してきた自分軸を活動に生かしていくことができるのではないでしょうか。

（古西美佐子）

[参考資料]

髙井正・中村香. 2019.『生涯学習支援のデザイン』玉川大学出版部.
ハンナ・アレント. 2023. 牧野雅彦（訳）『人間の条件』講談社.

Q23 お酒が苦手なので、リアル飲み会がまた普通になってきた昨今とても不安なのですが？

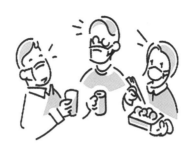

【質問者：社会人】

就職して3年目になります。私はアルコールが全くだめなわけではないのですが、少量飲んでも気分が悪くなるため、できれば飲みたくありません。コロナ禍では職場関連でのリアル飲み会はなく、何度かのオンライン飲み会を経験しただけでした。流石にディスプレイ越しの私に対してまでお酒を飲むことを強いられることもなく、ソフトドリンクを飲んでそれなりに楽しみました。ただし、最近は再びリアル飲み会が復活しつつあり、お酒を飲むことに対する嫌悪感が強くなってきています。オンライン飲み会のように気楽な気持ちでリアル飲み会に参加できる方法はないのでしょうか？

Focus リアル飲み会との関わり方

【「リアル飲み会」という呪縛】

　コロナ禍において、リアル飲み会は最も感染リスクが高い場所の一つとなりました。そこで、安全な代替手段として行われ始めた「オンライン飲み会」が世間の関心を集めることとなりました。テレワークなどによって生じる孤独感や不安感を軽減することが期待されたほか、対面での就労時には抵抗感を抱いていたリアル飲み会への同調圧力から解放されるなど、それなりのメリットが認識された次第です。確かに、リアル飲み会の席で、当事者には一片の問題がないにもかかわらず、お酒が苦手な人が申し訳なさそうに「私、お酒に弱くて…」と、自分を卑下するような言葉を耳にし、強い違和感を覚えたりします。したがって、そういった下戸な人、またはリアル飲み会の席での同調圧力を回避したい人にとっては、まさに「呪縛」から解放された思いではないでしょうか。ただし、オンライン飲み会が今後も恒常的に続くなどとは到底思えませんので、ここでは、議論の余地があることを承知で、リアル飲み会への心持ちとアイデアについて述べてみたいと思います。

【百薬の長？お酒と健康】

　貝原益軒（1630〜1714）の『養生訓』は、古くから多くの日本人に愛されている健康法や養生法を説いた書物です。その中に「酒は半酔(はんすい)に飲めば、長生の薬となる」という言葉がありますが、直前の文章では「すぐれて長命の人、十人に九人は、皆不飲酒人なり」とも述べられていることは、意外と知られてはいません。

　そもそも、我が国において飲酒量が急激に増加したのは昭和20年代以降とされています。厚生労働省の令和元年国民健康・栄養調査によると、お酒を「ほとんど飲まない（飲めない）」のは、男性で22.1％、女性で50.5％、全体では37.2％にもなります。さらに、お酒を「やめた」「ほとんど飲まない」をこれに加えると、男性で38.1％、女性で70.3％、全体では55.1％に達します。これらの数字から、かなりの割合でお酒をあまり嗜好していない人たちがいるのは明らかです。よって、お酒を飲まない人は、決してマイノリティというわけでもないのですから、引け目を感じる必要性などまったくないわけです。

　令和6年に厚生労働省は、日本初となる「健康に配慮した飲酒に関するガイドライン」を策定しました。このガイドラインの目的は、「アルコール健康障害の発生を防止するため、国民一人ひとりがアルコールに関連する問題への関心と理解を深め、自らの予防に必要な注意を払って不適切な飲酒を減らすために活用されること」です。ガイドラインには、脳卒中など深刻な疾患と飲酒量の関連についてのデータがまとめられており、高血圧といった生活習慣病においても、少量の飲酒であっても男女問わずリスクを増加させることが示されています。これまで「酒は百薬の長」と持て囃(はや)され、適度な飲酒は健康に良いと理解される傾向にありましたが、このガイドラインは、そのような見直し論的な役割を果たすことになったわけです。国民の健康への意識を高め、生活習慣の見直しを促す大きな一歩と言えるでしょう。

【リアル飲み会を取り巻く社会的な意識変化】

　前述の背景も手伝い、昨今では、飲み会の行い方自体に対しても、社会的に厳しい視線が注がれつつあります。お酒を飲めない人への配慮を欠けば、「アルコール・ハラスメント」として見なされかねなくなってきました。この問題に対処するために「イッキ飲み防止連絡協議会」という団体が啓発活動を行っており、アルコール・ハラスメントの定義付けを示しています。お酒の強要だけでなく、飲めない人への配慮の欠如はハラスメントであり、具体的には、お酒を飲むか否かはあくまでも本人の意向を尊重することや、飲み会においてお酒以外の飲み物も準備することとい

った内容です。さらに、酒類メーカーもコマーシャルでお酒以外の飲料選択を推奨するなど、社会全体での意識改革が進みつつあります。これらの動きは、より健康意識の高い健全かつ洗練された社会を形成するための重要なステップと言えます。

このような流れを受け、今や職場の飲み会も当然無関係ではいられない状況です。労働人口が減少する中、働く人たちの健康や多様性に配慮することは必須であり、ご質問者のように「飲み会にどう臨めばよいか」と逡巡させる状況自体が既にナンセンスとなってきたわけです。飲み会そのものの在り方について、根本的に見直す時代が到来したと言えそうです。

【リアル飲み会における能動的誤配】

飲み会のデメリットが殊更(ことさら)叫ばれるようになった昨今ですが、筆者は、飲み会そのものについては「共感と意外性に触れ得る場」と肯定的に捉えています。これは、批評家の東浩紀氏が「観光」を「誤配」という概念で解説していることにも通じます。誤配とは、一般的に本来の意図とは異なる場所に物が届けられることです。同氏は、観光地に何があるのか知りながらあえてその地を訪れるのは、意図したものとは異なる結果や体験が得られること、すなわち誤配への期待にあるとします。この視点は職場の飲み会にも当てはまり、参加者や話題に概ね察しがつくにも関わらず、人々が飲み会に足を運ぶのは、予期せぬ「誤配」の体験を期待してのことかもしれません。むしろ、アルコールの摂取により脳機能は低下しているので「誤配」が強化されているとも言えます。東氏は誤配が起こりやすくするためにあえて設定された状況を「能動的誤配」と呼んでいますが、まさに飲み会がそれであり、それこそが飲み会の魅力や意義と言えるのではないでしょうか。

【自らが「主」となることの効果】

ただし、誤配の意義を認めながらもリアル飲み会を頻繁に拒絶するとなると、悩ましいところかと思います。協調性を疑われたり、また自分だけ情報の蚊帳の外に置かれるのではないかと案じたりするからです。そうなると、やはりしぶしぶ参加となりがちです。かといって、ソフトドリンクばかりで酔いの回った仲間たちの相手をしているのも人によりけりではありますが、なかなかつらいことでしょう。結局のところ、理想的な対応方法はなさそうですが、ひとつだけ意識の持ち方を変える方法として提案できることはあります。

つまり、普段から、お酒自体は苦手であるが、飲み会の場でのいろいろな語り合いの場は決して苦手ではないということを職場の多くの人たちに認識してもらう

ことが大切です。そのためには、日常的なコミュニケーションの中で事あるごとにそれを公言していくと良いでしょう。ただし、一方で職場の人が遠慮して今度は誘ってすらもらえなくなるのではないかという不安が過（よぎ）るかもしれません。しかし、そこを逆手にとってみるのはいかがでしょうか。それは、ご質問者自身が時にはリアル飲み会の主催者になってみてはどうかという提案です。お酒を飲むのは苦手であるが、飲み会での語り合いは好きであることは、職場の人たちに既に認識されていますが、「まさか主催者を申し出る程、飲み会が好きだったのか」と意外な好感度を得ることに繋がるかもしれません。さらに、同調圧力というのは主と従との関係性において生じやすいので、主となるご質問者へのそれは生じにくくもなります。また、ご質問者と同じようにお酒が苦手な方は決して少なくはないことを考えると、ご質問者が主催者となる飲み会はとても安心して参加できそうで、その方々の参加が促されるかもしれません。そうなれば、お酒を飲むことへの同調圧力はもっと弱まり、リアル飲み会がより気楽に楽しめる場になることが期待されます。

　リアル飲み会を取り巻く社会的な意識変化については既に述べた通りです。しかし、それは裏を返すと「飲める人」と「飲めない人」の分断を誘発する側面も否めず、決して望ましい集団のあり方ではありません。したがって、ソフトドリンクを片手に持ちながらも、気楽にリアル飲み会に参加できるような職場の人間関係づくりこそが最も望ましい問題解決であるように考えます。近年、職場の心理的安全性が注目されています。自分の苦手なことを率直に伝えても何もネガティブなことが生じることがない職場の風土の醸成が何より大切なのです。先の「主催者となってみては」との提案以前に、まずは、ご質問者の個性を反映した職場での人間関係づくりを是非心掛けていただけたらと思います。

（酒井太一）

[参考資料]

厚生労働省. 2024.『健康に配慮した飲酒に関するガイドライン』.
東浩紀. 2020.『哲学の誤配』株式会社ゲンロン.

Q24 単にオンライン面接を重ねるだけで、企業は本当に適切な人材を発掘することができるのでしょうか？

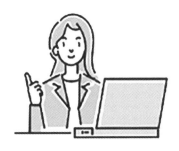

【質問者：新社会人】

大学4年生のときにコロナ禍がピークを迎え、就職活動での書類審査通過後の面接はすべてオンライン形式でした。ずっと落ち続けていましたが、幸い中堅どころの印刷会社に縁を得て、就職浪人という最悪の事態だけは避けることができました。対面での面接だったら、持ち前の明るさと誠実さをフルに発揮して面接官に好印象を持ってもらえる自信があったので、オンライン面接による不本意な結果には今もあまり納得がいかなかったりしています。企業の人事担当者は、果たして数回のオンライン面接だけで本当に適切な人材を発掘できると考えているのでしょうか？

Focus オンライン面接と人材発掘

【回答に先立って】

2020年新型コロナウイルスが蔓延し、学生側も企業側も求職・採用活動においては、さぞかし苦労を強いられたことかと思います。あれから数年、私たちを取り巻く雇用や働き方に対する社会通念は、大きく様変わりしつつあります。そんな時代にあって、企業やそこで働く社員は「人材の発掘」という本質的な課題に、どう取り組んでいったらよいのでしょうか。ここではご質問者の問いを掘り下げ、この問題について3つの視点から考察してみたいと思います

【二者択一：対面かオンラインか】

まずは「対面面接かオンライン面接か」という論点の検証から始めてみたいと思います。この質問に答える調査結果が、複数のリサーチ機関から出されています。採用動画プラットフォームを運営する株式会社moovyは、同社が2022年に実施した『オンライン面接での採用前後のギャップに関する実態調査』で、「面接形式の適否」に関し、次のような現実が特徴的に見られたことを公開しています。

・オンライン選考は、入社後ミスマッチが生じることが多い。
　　　・対面のほうが、会話のテンポが掴みやすく、意思疎通しやすい。
　　　・非言語的情報（態度、表情、服装など）も合否判定に重要である。

　また、社会人や学生の転職・就職支援サービスを提供する株式会社学情は、『2024年卒の採用状況に関するアンケート』を実施し、「面接形式は対面のみを予定するとの回答が 27.4% で最多」と報じています。

　このように「オンライン面接では適切な人材の発掘が難しい」との懐疑的な見方が大勢を占めています[1]。「面接は対面形式が望ましく、今後は対面実施に舵を切る企業が増える」との見解が大半の企業で共通した認識となっているようです。

　これがご質問者の問いへの1つ目の視点による回答となります。ただ、人材発掘の論議を、対面かオンラインかの二択だけで済ませてしまってよいのでしょうか。

【適材適所：AI か人間か】

　近年、対面面接やオンライン面接とは別に、新たな面接形態が現れました。いわゆる、「AI 面接」です。AI の導入は、社会や企業のあらゆる場面で進んでおり、人材発掘や採用面接においても例外ではありません。オンライン形式でありながら、AI が人間に代わって採用業務を処理するようになれば、人間による処理量や処理効率の限界が克服できるばかりか、人間を凌ぐ精度で応募者の質を客観的かつ公平に見極められる可能性も期待できます。そこには確かに合理性が認められます。

　そこで、「企業は数回のオンライン面接だけで本当に適切な人材を発掘できるのだろうか」との問いに、「AI か人間か」という2つ目の視点で回答してみたいと思います。企業の採用プロセスにおける AI の導入は、例えば履歴書のスクリーニング、チャットボットによる面接の実施など、ここ数年で急速に広まりつつあります。その一方で、学生側でも求職活動に AI を活用する動きが始まっています。例えば、AI による履歴書の自動生成、AI を活用した面接トレーニングなどが、それにあたります。まさに「AI を以て AI を制す」感があります。人材採用システムをマッチングアプリになぞらえれば、AI 面接は、企業の求人条件と応募者の能力や経験とを、高い精度でマッチさせるという意味で優れたシステムと言えそうです。しかし、人の採用に人が介在しないとなると、些か本末転倒と言わざるを得ません。

　人事には「適材適所」という言葉があります。一人ひとりの長所を考慮した配属をすべきという考え方です。「AI による面接と人間による面接」にも同じことが言えます。つまり適切な人材の発掘は、「AI か人間か」の二者択一ではなく、「AI と人間の適材適所」に求めるべきという考え方です。面接における AI と人間のベス

トミックスは、次のようになるでしょう。

AIによる一次面接（オンライン）	人間による二次面接（対面）
・大量の応募に対処する場合	・対人能力や対話力を評価する場合
・客観的な評価が求められる場合	・情熱や人柄など人間性を見る場合
・統一基準による評価が必要な場合	・企業文化等への適応性を測る場合

　これは、AIの情報処理力と人間の直感や創造性を協働させ、より高度な問題解決や意思決定を可能にする「コラボレーティブ・インテリジェンス」[2]の典型例と言えます。

【上昇志向：エンプロイアビリティを高める】

　ここまで、適切な人材の発掘を「対面かオンラインか」、「AIか人間か」という面接形式の問題として考察しながら回答してきました。ただし、人材の発掘は決して面接形式の是非のみで論じ尽くせるものではありません。そこで、ここに「時間軸」というものを加えて、第3の視点での考察を試みてみたいと思います。

　ここでは筆者自身が受けた面接の体験を通じて、「キャリア」の意味について考えてみます。ある米国系企業に転職したときのことです。それまでも数社の面接を経験していたので、「転職理由」や「志望動機」など、たいていの質問にはすらすらと答えられるようになっていました。ただその面接では、ひとつだけ想定外の質問を受けて戸惑った覚えがあります。「この会社を辞めたあと、次は何をしようと考えているのですか？」。まだ入社も決まっていないのに、退職後の将来展望を問われたのです。質問の真意がわからず、まともに答えることができませんでした。この会社では、入社してからも「あなた、いつまでウチ（の会社）にいるつもり？」という、まるで退職を促されてでもいるかのような言葉をよく耳にしたものです。この問いかけが、再転職するにしても、どのような事態になっても、すぐ次の仕事に就けるよう、常日頃から「エンプロイアビリティ（企業や組織に新たに就職したり転職したりできる能力）を高めておかなくてはいけない」という米国企業らしい意識喚起の意味であったことは、後に知ることとなりました。

　会社は社員の、そして社員は自分自身のエンプロイアビリティを絶えず高める努力をすべきであるという考え方こそ、どこの国の企業においても真の人材発掘に繋がる要素ではないかと今では思っています。

【一期八会：人材発掘の真の意味】

　「企業は数回のオンライン面接だけで本当に適切な人材を発掘できるのだろう

か」というご質問者の疑問に、ここまで幾つかの視点で回答してきました。その論点を再度整理してみると、第1に「対面による人材発掘」、第2に「AIと人間の協働による人材発掘」、そして第3に「（1度の）面接だけでなく、その後の弛まぬ研鑽を通じた自身の内なる人材発掘」の3つの視点です。

「対面での面接だったら、持ち前の明るさと誠実さを面接官の前でフルに発揮して好印象を持ってもらえる自信があったのに…」、とのご質問者のコメントが些か気がかりです。というのも、面接での自己アピール内容を以てご質問者自身のキャリア形成の全てと捉えてしまっているような節があるからです。採用面接は確かに、採用企業にとっては人材を、応募者にとっては雇用機会を獲得する大切な出会いの場です。ただそれは人材発掘の一次的な手段でしかありません。人材は「見つける」だけでなく、「育み、創りあげる」ものではないでしょうか。人材発掘という課題を、面接だけでなくキャリア形成という視点、言い換えれば「点から線へ」の視点で捉えることにより、そこに俯瞰性が付与されるものと思います。

これからは日本でも従来とは異なり、生涯に何度かの転職を経験するのが当たり前の時代になることでしょう。そんな「一期一会」ならぬ「一期八会」の時代にこそ、「エンプロイアビリティを高める」努力が問われるようになります。ご質問者にも、生涯を通じた「自らの内なる人材の発掘」に励んでもらいたいと思います。

（笹本 浩）

[注]

（1）オンライン面接のメリットを評価する結果も同時に得られています。ただそれらは、費用や手間の削減など運用効率に関する事項が主で、必ずしも人材の質を見極めるといったものではないようです。
（2）AIは人間に置き換わるのではなく、人間の能力を補完・強化するものであるとする考え方です。
（出典：Harvard Business Review , 2019）

[参考資料]

株式会社moovy．2022．『オンライン面接での採用前後のギャップに関する実態調査』．
　　https://moovy.jp/column/recruiting-for-online-interviews
株式会社学情．2023．『2024年3月卒業予定者／採用動向調査レポート』．
　　https://prtimes.jp/main/html/rd/p/000001015.000013485.html

Q25 独創性ある育児教室を運営したいのですが、何かヒントをいただけないでしょうか？

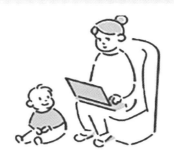

【質問者：保健師】

町の保健センターで働く勤務5年目の保健師です。コロナ禍で縮小や中止されていた保健サービスもやっと再開の運びとなりました。私が担当する育児教室も再開となりましたが、先輩からは「コロナ禍の反省を踏まえて貴方らしいアイデアで教室を改善してみては？」と助言を受けました。育児教室が中止になる前、私は新人でしたが、今は中堅となりました。とは言え、意識はとにかくコロナ前のレベルに戻すことばかりに向いています。ただ、周囲の期待もそれなりに感じているのも事実です。独創的なアイデアを出さねばと思うのですが、うまく着想できません。個性ある教室改善のヒントをいただけないでしょうか？

Focus 育児教室とオリジナリティ

【「かつての新人」の見過ごされがちな共通課題】

　コロナ禍は、様々な専門職の基礎教育や現任教育に大きな影響を与えました。例えば、看護師を養成する看護基礎教育においては、その中核となる臨床実習が行い難くなりました。教員は、学内でのシミュレーション教育などの代替手段を試行錯誤することで、これを補いました。しかし、実際に病床に臥している療養者との関わりからの学びは代えがたいものであることは言うまでもありません。したがって、コロナ禍の影響を受けた「かつての看護学生」は、入職後のサポートが必要であることは容易に考えられます。しかしながら、一方で、ご質問者のようなコロナ禍に入職した「かつての新人」もまたサポートが必要なのかもしれません。なぜなら、新人期に現場で学ぶ一つひとつの経験はとても重要だからです。コロナ禍においては、感染の機会を減らすために、市町村の保健センターなどで提供されている様々な保健サービスは開催の制限が余儀なくされました。それによって、地域住民が保健サービスを利用する機会が減り、それらに保健師が従事する機会も減りました。もちろん、この時に、新人・ベテランを問わず保健師たちは感染対策のために

奔走(ほんそう)していたのは論を俟ちません。それによって、新人保健師は従来にも増して高いレベルで健康危機管理を経験し学びました。しかし引き換えに、通常の保健サービスにおいて経験の積み重ねができなかった自信のなさを拭(ぬぐ)いきることはできないかもしれません。このような状況は、保健師に限らずコロナ禍によって対人的なサービスが減少した際に新人期を過ごし、現在中堅期として組織を担っている「かつての新人」にとっての見過ごされがちな共通課題であると言えるでしょう。

現在は中堅期のスタッフであるご質問者もコロナ禍における「かつての新人」で、ご自身が担当する育児教室に独創的なアイデアを織り込めないかというお悩みの様子です。本稿ではそのヒントとして「地域特性」と「代理体験」という2つのキーワードをお示ししたいと思います。

【臆(おく)することなく地域特性を生かす】

まず、「地域特性」についてです。厚生労働省の「地域における保健師の保健活動に関する指針（2013年）」には、保健師の保健活動での10の基本的な方向性が示されています。そのうちの1つに、「個別課題から地域課題への視点及び活動の展開」として、個々の地域住民への対応に終始することなく、地域特性を踏まえて地域住民の多くに共通する健康課題の把握を前提として支援することが挙げられています。考えてみれば、このように地域特性に基づいて業務を展開することは、何も保健師に限ったことではないかもしれません。例えば、コンビニエンスストアは平準化されたサービスをいたるところで提供しています。しかし一方で、陳列される商品は、店舗の立地やPOS（Point of Sale）システムなどで収集される購買情報に基づいてもおり、まさにその店舗の「個性」が出ていると言えます。

それでは、育児教室などの保健サービスでも同様に利用できるデータとは何でしょうか。ここで、腕まくりをして新たにデータを収集することもできますが、まず落ち着いて周囲の既存資料の中で活用できるものを探してみましょう。保健サービスを提供する度に、日々蓄積されている利用者を対象としたアンケートなどを見つけることができるはずです。数量データの分析は当然として、特に、筆者としては、計量的テキスト分析（テキストマイニング）を勧めます。普段は参考程度にしか取り扱われない自由記述のテキストデータを分析するわけです。かつては同様の分析には大変高価なアプリケーションが必要でしたが、現在では、KH Corderといったアカデミアでも活用される優れたアプリケーションを無料で入手できます。頻出語や用語同士の繋がりのパターンから貴重な知見を得ることができるはずです。

そしてもう1つ忘れてはならないのは、日々の業務の中で耳にする様々な人の

「声」を重要な情報に位置付けることです。育児教室の利用者が何気なく発していた言葉、逆に深刻な相談から知った実情、さらに、職場の上司や同僚などとの会話が挙げられます。マーケティングにおいて分析対象を1人などの少数に見据えて丁寧に分析する「N1（N＝1）分析」が注目されていると聞きます。例えば、育児教室の一人の利用者へじっくりと耳を傾けた話の中に、同様に育児をしている地域住民に通底する要素は何か考えることによって、それは地域特性の把握に昇華することができるのではないかと推察できたりします。厚生労働省が指針で示すように、地域特性を保健サービスに反映させることは最も重要なことの1つです。コロナ禍前や先輩が担当だった時と同じような育児教室運営を目指したくなる気持ちは良く分かります。しかし、そこを一歩抜け出て、ご質問者自身が見つけた地域特性を臆することなく育児教室に生かしてみてはいかがでしょうか。

【代理体験を活性化する】

　自己肯定感は、何かしらの課題に直面して行動変容が促される際に大切です。自己肯定感を高めるためにはいくつかの方法がありますが、育児教室のように子育てをしているという同じ立場の者同士が集まる場合には、「代理体験」を活かすことが有効であると考えられます。代理体験とは、他人の行動や考えの成功例などを見たり知ったりすることです。それによって、「あの人ができるのであれば、私も同じようにできるのではないか。」と感じることによって自己肯定感が高まります。したがって、育児教室では、代理体験を促す仕組みを意図的に教室に組み込むことで、育児への自信ややる気を引き出すのです。例えば、協同学習という教育手法におけるシンク・ペア・シェアが参考になります。まず、ファシリテーター役の保健師は、育児教室参加者に「最近の育児でうまくいっていること」などをテーマとして与え、その上で一人1分〜数分間を想起するように指示します。次に、参加者同士をペアにして当該テーマについて数分間話し合わせます。最後に、ファシリテーターは誰かを指名して、どのような話をしたかを参加者全体でシェアします。その際に、もしも専門的なコメントが必要な場合は、保健師が専門職として支持・補足などのフィードバックを適宜行えばよいでしょう。協同学習は近年のアクティブラーニングの推進を背景に、教育現場ではよく用いられる手法になりました。筆者は現在大学で教鞭を執っていますが、講義や実習で協同学習の手法を取り入れたことで、学生同士が生き生きと語り合う姿に感動し、以後これを用いています。ご質問者の育児教室でも、参加者の笑顔と活気が満ちることを期待します。

【「ジョブ・クラフティング」で生む貴方らしさ】

　コロナ禍は、これまでの日常の一部を変え、新しい日常を生みました。このような背景の中で、ご質問者の先輩は、「貴方らしい」という表現で新しい要素を加えた業務の刷新を提案しています。これに完全無欠の刷新をもって応えるのではなく、「手作り感」をもって応えるというマインドセットを持つのはいかがでしょうか。ジョブ・クラフティングという、働く人たち一人ひとりが、自らの仕事経験を自分にとってより良いものにするために、主体的に仕事や職場の人間関係に変化を与えていくプロセス（高尾、2021）とされる概念があります。例えば、マンネリ化した仕事の手順を新鮮な気持ちで取り組めるように入れ替えてみるなど、ささやかでも自分の仕事の裁量の中で取り組めるジョブ・クラフティングは必ずあるはずです。自分なりに考え、試行錯誤することは、始めからスマートに進まないかもしれませんが、その手作り感こそが「貴方らしさ」であり、独自性なのです。また、ジョブ・クラフティングは、「働きがい」（ワーク・エンゲイジメント）を高める手法ともされています。今後、ご質問者がジョブ・クラフティングしていくことによって、ご質問者自身が日々生き生きとしながら、頼りがいのある中堅期のスタッフとして成長なさっていくことを心から期待しています。

（酒井太一）

[参考資料]

厚生労働省. 2013.『地域における保健師の保健活動に関する指針』.
高尾義明. 2021.『「ジョブ・クラフティング」で始めよう　働きがい改革・自分発！』公益財団法人
　　日本生産性本部生産性労働情報センター.

Q26 遠隔診療に一抹の不安を覚えるのですが、今後全面的に頼れる時代になるのでしょうか？

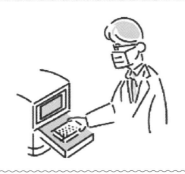

【質問者：社会人】

テレビニュースを見ていたら、コロナ禍の最中に病院で遠隔診療が多々取り入れられていたのを知りました。直接診療と同様に医師の顔と声に触れられる点では新たな「医療」の幕開けなのでしょうが、触診すらないその診療方法の効果に対しては大いに疑問を感じています。たしかに遠隔診療ならばウイルスにさらされる危険性はないでしょうが、病院は医師と患者との直接診療や専用機器による検査によってはじめて病気の複雑な原因を明らかにできると信じられています。それとも、私の考えは今や古いのでしょうか。今後、ICT技術の医療応用に支えられて、遠隔診療も直接診療のレベルまで達する可能性があったりするのでしょうか？

Focus 遠隔診療の立ち位置

【回答に先立って】

　コロナ禍で身近になった遠隔診療ですが、日本においては1997年の厚生省健康政策局長通知にまでさかのぼることができます。初診の患者は原則直接診療で、遠隔診療の対象となるのは、離島やへき地の患者など、それに依らなければ必要な診療を行うことが困難な場合、また在宅糖尿病患者のように比較的病状が安定しており、病状の急変にも対応可能な体制が確保できている場合、に限られていました。これが、2015年になると、厚生労働省事務連絡として1997年に示した遠隔診療の対象となる患者は単なる例として挙げられていること、そして遠隔医療は決して直接診療を前提とする措置ではない点が明確化されました。情報通信技術の進展に伴い、遠隔診療をさらに普及させるためには、医療上の安全性・必要性・有効性が担保された適切な診療が必要となることから、そのための一定のルールが整備されることになりました。

【直接診療の特質】

　体調不良になると、自宅にある薬を飲んだり、薬局で薬を購入したりして静養し、数日間様子を見て自然に回復するのを待つというのが一般的な対応かと思います。しかし、数日経ても体調が回復しない場合には、必然的に医療機関で医師による診察を受けることになります。そしてその際には、医師は患者に手で触れて実際にその状態を把握することになるのですが、同時に患者の話す様子や表情、身振り、アイコンタクトなどを含めて、患者の全体の様子を診ることができるので、診断材料として大きく役立ったりします。さらに採血、採尿、注射、X線撮影など様々な検査や処置による結果が最終診断への科学的根拠となるわけですが、これらはいずれも直接診療が前提となります。症状の急変や緊急時と言った場合には、迅速な対応が求められるので、直接診療が頼みの綱になるのは言うまでもありません。

【遠隔診療の特質】

　コロナ禍の日常生活では、私たちは、これまで取ってきたコミュニケーションとは大きく異なる様式を経験しました。つまり、その長短はさておいて、Zoomなどを活用すれば対面でなくても非対面で意思疎通が十分に図れることを知ったのです。同様に医療現場でも、オンラインによる診療が著しく普及し始めました。なぜなら、次のような多大なメリットが期待されたからです。

　まず、最大のメリットとして、感染リスクの軽減があげられます。対面での診療では、医療機関はコロナ感染疑いのある患者の診察により、医療従事者自らが感染するリスクがあるからです。次なるメリットとして、医療機関へのアクセスの問題で頭を悩ます必要がなくなります。遠隔診療であれば、敢えて辛い身体に鞭打って医療機関まで足を運ぶ必要がありません。患者の居住地が不便な場所にある場合には、なおさら助かります。そして、さらなるメリットとしては、やはり時間に苦しめられることがなくなる点です。医療機関での受診のために、あえて数時間かけて向かうといったハードルが取り払われます。直接診療では待ち時間が長引いてイライラしたり、またその間に症状が悪化したりするといった危険性がありますが、遠隔診療ならその心配はありません。

【直接診療か遠隔診療か、その見極めの拠り所】

　さて、上で見てきたような直接診療と遠隔診療のそれぞれの特質を踏まえた上で、患者はいずれに頼るべきかを判断しなければならないのですが、先に後者に関して「その長短はさておいて」と記した「短」の部分にはそれなりに留意が必要で

す。というのも、直接診療と異なり遠隔診療にはどうしても、通信環境に依存するため、不可抗力的な障害によってスムーズに診療が受けられないといった状況が発生し得るからです。しかし、言うまでもなく、いずれを選択するかにおいては、最も大切な拠り所があります。それは、症状が比較的安定している慢性疾患、季節性の感染症、軽い症状の初期診断など、必ずしも直接診療を必要としないと判断される場合においてのみ遠隔診療は有効であるという点です。ただし、その場合であっても、結局は自己診断を手掛かりとするので、重大な病が潜んでいる可能性などを考えると「生兵法は大怪我のもと」になりかねません。やはり、「かかりつけ医」を持つよう推奨され始めている昨今、あくまでもその医師との直接診療を基本にすることが重要です。ただし、セカンドオピニオン的に遠隔診療のメリットを享受するのはやぶさかではないでしょう。

　こういった視点を元にして考えてみると、現時点では当面、遠隔診療が推奨される場は自ずと見えてくるような気がします。

【海外の事例にみる遠隔診療の今後の立ち位置】

　遠隔診療は、昨今、海外でも広く普及し始めています。

　アメリカでは、遠隔通信技術を利用して遠隔医療を提供する「テレヘルス」というデジタルヘルス市場がかなり盛況です。2000年代から運用されているのですが、その利用のしやすさ、各家庭における医療費支出の抑制、さらには政府主導によるデジタルヘルスケア・インフラへの支援も手伝い、コロナ禍を機に、一気に需要が高まっているようです。またテレヘルスの中でも、Teladoc(テラドック)は特筆に値します。これは、テキサス州で2002年に創業されたアメリカ最大手の遠隔診療プラットフォームのプロバイダーです。契約すればユーザーは、インターネット・ビデオチャットなどを通してTeladocが提供する診療プラットフォームにアクセスでき、1日24時間365日いつでも受診可能です。

　イギリスでは、政府の公式HPによると、NHS (National Health Service；国民保健サービス)という国営医療サービス事業がオンライン診療を導入し、すべての人が保健医療サービスにアクセスできることを目的に、アプリケーションやウェブサイト機能の向上を進めています。

　オーストラリアでは、政府の公式HPによると、COVID-19を機に2020年3月から、アメリカと同じくテレヘルスを患者と医療従事者の安全確保のために拡大しているようです。その流れは現在も維持され、患者が「必要な時に、必要な場所で、必要な保健医療を受けられる」を謳い文句にテレヘルスの重要性をアピールしてい

ます。特に、遠隔地の住民にとっては、その恩恵が顕著です。例えば、COVIU（コビュー）という民間会社や先述のアメリカに本拠地のある Teladoc が、ビデオ遠隔医療プラットフォームを提供していることにより、地方や遠隔地に住む患者の負担が少なく、経済的にも費用を抑えられ、利便性が高くなっているようです。

　以上、紙面の都合で、海外における遠隔診療の限られた事例しか紹介できませんでしたが、いずれも各国共通して、患者の医療アクセスのしやすさやその利便性、さらには医療費の抑制が大きな需要の背景となっているようです。日本でも、こういったうねりの到来は時間の問題かと思います。自らが心配する病のプレ診断的に、また既に罹っている病のセカンドオピニオン的に、今後は有益なサービスとして患者の間で遠隔診療は普及していくことでしょう。

（服部しのぶ）

[参考資料]

情報通信機器を用いた診療の経緯について　資料1
　　　https://www.mhlw.go.jp/file/05-Shingikai-10801000-Iseikyoku-Soumuka/0000193828_1.pdf
情報通信機器を用いた診療（いわゆる「遠隔診療」）について
　　　https://www.mhlw.go.jp/file/06-Seisakujouhou-10800000-Iseikyoku/0000094452.pdf
厚生労働省「オンライン診療について」
　　　https://www.mhlw.go.jp/stf/index_0024_00004.html
Teladoc
　　　https://www.teladochealth.com/about/our-impact

す。というのも、直接診療と異なり遠隔診療にはどうしても、通信環境に依存するため、不可抗力的な障害によってスムーズに診療が受けられないといった状況が発生し得るからです。しかし、言うまでもなく、いずれを選択するかにおいては、最も大切な拠り所があります。それは、症状が比較的安定している慢性疾患、季節性の感染症、軽い症状の初期診断など、必ずしも直接診療を必要としないと判断される場合においてのみ遠隔診療は有効であるという点です。ただし、その場合であっても、結局は自己診断を手掛かりとするので、重大な病が潜んでいる可能性などを考えると「生兵法は大怪我のもと」になりかねません。やはり、「かかりつけ医」を持つよう推奨され始めている昨今、あくまでもその医師との直接診療を基本にすることが重要です。ただし、セカンドオピニオン的に遠隔診療のメリットを享受するのはやぶさかではないでしょう。

こういった視点を元にして考えてみると、現時点では当面、遠隔診療が推奨される場は自ずと見えてくるような気がします。

【海外の事例にみる遠隔診療の今後の立ち位置】

遠隔診療は、昨今、海外でも広く普及し始めています。

アメリカでは、遠隔通信技術を利用して遠隔医療を提供する「テレヘルス」というデジタルヘルス市場がかなり盛況です。2000年代から運用されているのですが、その利用のしやすさ、各家庭における医療費支出の抑制、さらには政府主導によるデジタルヘルスケア・インフラへの支援も手伝い、コロナ禍を機に、一気に需要が高まっているようです。またテレヘルスの中でも、Teladoc(テラドック)は特筆に値します。これは、テキサス州で2002年に創業されたアメリカ最大手の遠隔診療プラットフォームのプロバイダーです。契約すればユーザーは、インターネット・ビデオチャットなどを通してTeladocが提供する診療プラットフォームにアクセスでき、1日24時間365日いつでも受診可能です。

イギリスでは、政府の公式HPによると、NHS (National Health Service；国民保健サービス) という国営医療サービス事業がオンライン診療を導入し、すべての人が保健医療サービスにアクセスできることを目的に、アプリケーションやウェブサイト機能の向上を進めています。

オーストラリアでは、政府の公式HPによると、COVID-19を機に2020年3月から、アメリカと同じくテレヘルスを患者と医療従事者の安全確保のために拡大しているようです。その流れは現在も維持され、患者が「必要な時に、必要な場所で、必要な保健医療を受けられる」を謳い文句にテレヘルスの重要性をアピールしてい

ます。特に、遠隔地の住民にとっては、その恩恵が顕著です。例えば、COVIU（コビュー）という民間会社や先述のアメリカに本拠地のある Teladoc が、ビデオ遠隔医療プラットフォームを提供していることにより、地方や遠隔地に住む患者の負担が少なく、経済的にも費用を抑えられ、利便性が高くなっているようです。

　以上、紙面の都合で、海外における遠隔診療の限られた事例しか紹介できませんでしたが、いずれも各国共通して、患者の医療アクセスのしやすさやその利便性、さらには医療費の抑制が大きな需要の背景となっているようです。日本でも、こういったうねりの到来は時間の問題かと思います。自らが心配する病のプレ診断的に、また既に罹っている病のセカンドオピニオン的に、今後は有益なサービスとして患者の間で遠隔診療は普及していくことでしょう。

（服部しのぶ）

[参考資料]

情報通信機器を用いた診療の経緯について　資料1
　　　https://www.mhlw.go.jp/file/05-Shingikai-10801000-Iseikyoku-Soumuka/0000193828_1.pdf
情報通信機器を用いた診療（いわゆる「遠隔診療」）について
　　　https://www.mhlw.go.jp/file/06-Seisakujouhou-10800000-Iseikyoku/0000094452.pdf
厚生労働省「オンライン診療について」
　　　https://www.mhlw.go.jp/stf/index_0024_00004.html
Teladoc
　　　https://www.teladochealth.com/about/our-impact

◆編著者プロフィール

【 Q1, Q2, Q9, Q10, Q19 回答 】

淺間　正通（あさま・まさみち）

（国立大学法人）静岡大学名誉教授。上越教育大学大学院修了。カリフォルニア州立大学チコ校国際研究センター客員研究員（1995-1996）。静岡市社会教育活性化推進委員（2004-2005）。日本学術振興会科学研究費委員会専門委員（第2段合議審査委員 2012）。監修に『情報リテラシーテキスト』（同友館）、編著書に座標軸3部作シリーズ『異文化理解の座標軸』『国際理解の座標軸』『人間理解の座標軸』（日本図書センター）、『デジタル時代のアナログ力』（学術出版会）、『デジタル時代のクオリティライフ』（遊行社）、『デジタル・AI時代の暮らし力』（南雲堂）他。著書に『海外こころの旅物語』（早稲田出版）『世界を歩く君たちへ』（遊行社）他。その他雑誌、新聞連載記事、講演、テレビ出演ほか多数。現在、早稲田大学講師・一般社団法人日本クレド顧問・日本実用英語学会評議員・異文化間情報連携学会会長。

◆執筆者プロフィール　（五十音順）

【 Q9 回答 】

赤堀　憲吾（あかほり・けんご）

東洋大学大学院ライフデザイン学研究科健康スポーツ学専攻修了。静岡県内の県立高校2校を経たのち、現在、静岡県立掛川東高等学校教諭・学年主任兼務。2021年度より（静岡県）教育課程研究委員会委員として教科「情報」の授業実践を数回に亘ってリポート。

【 Q21 回答 】

荒尾　浩子（あらお・ひろこ）

名古屋大学国際開発研究科国際コミュニケーション専攻博士（後期）課程修了。博士（学術）。現在は、三重大学教育学部英語教育講座・教育学研究科教職実践高度化専攻教授。英語科教育法入門、異文化理解ゼミナール、教職実践演習、海外教育実地研究、英語科教材開発演習などの授業を担当する。

【 Q6 回答 】

池　浩司（いけ・こうじ）

徳島大学大学院工学研究科（電気電子工学専攻）博士前期課程修了。修士（工学）。臨床工学技士。民間企業で近距離無線通用LSIの開発などに従事し、現在は長崎総合科学大学工学部工学科医療工学コース専任講師。専門は医用工学・血液浄化療法装置学。臨床実習担当として学生の指導にあたる。

【Q3 回答】
小髙　愛（おだか・めぐむ）
横浜国立大学大学院教育学研究科（国語学専攻科）修了。教育学修士。専門は日本語教育。現在、千葉大学・共立女子大学などで非常勤講師として留学生への日本語教育に携わる。拓殖大学・大手前大学においては日本語教師養成講座を担当。共著書に『にほんご　だいすき1　おしえかたガイド』（むぎ書房）等がある。

【Q8 回答】
鏡　裕行（かがみ・ひろゆき）
東京大学理学部天文学科卒業。京都大学大学院理学研究科物理学・宇宙物理学専攻博士後期課程研究指導認定の上退学。博士（工学）。専門は理論物理学。現在、名古屋市立大学大学院看護学研究科教授。様々な現象を数理モデル化して解析する研究に従事。日本温泉科学会代議員、編集委員、将来・行事委員。講道館柔道五段。

【Q22 回答】
古西　美佐子（こにし・みさこ）
桜美林大学大学院大学アドミニストレーション研究科修士課程修了。出版社、総合商社、外資系航空会社、在日大使館勤務後、大学勤務の傍らで地域貢献活動を開始。埼玉県男女共同参画審議会委員・職業能力開発審議会委員等も歴任。

【Q23, Q25 回答】
酒井　太一（さかい・たいち）
琉球大学医学部保健学科卒業。東北大学大学院医学系研究科博士課程修了。博士（医学）、保健師、鍼灸師。仙台市役所の勤務を経て、現在は順天堂大学保健看護学部教授。専門は公衆衛生看護学。

【Q7, Q12 回答】
佐川　眞太郎（さがわ・しんたろう）
早稲田大学人間科学部人間健康科学科卒業。大正大学大学院人間学研究科臨床心理学専攻修了。臨床心理士・公認心理師。公立教育相談機関教育相談員、公立中学校・高校スクールカウンセラー等を経て、現在、東洋大学赤羽台キャンパス学生相談室学生相談員。大正大学・千葉大学非常勤講師。専門は臨床心理学。

【 Q11，Q24 回答 】
笹本　浩（ささもと・ひろし）

上智大学文学部卒業。日系精密機器メーカーの海外営業部門勤務を経て、米外資系IT企業のマーケティング部門に勤務。海外駐在等を含め、全キャリアを通じてグローバル事業に携わる。2020年に退職後、翻訳・執筆に従事。最近の著作として（分担執筆）「デジタル時代にペンと紙は不要なのか？」（淺間正通編著『デジタル・AI時代の暮らし力』南雲堂、2020年）ほかがある。日本実用英語学会・異文化間情報連携学会会員。

【 Q18 回答 】
志村　昭暢（しむら・あきのぶ）

北海道教育大学大学院教育学研究科教科教育専攻英語教育専修修了。教育学修士。旭川実業高等学校教諭を経て、北海道教育大学札幌校教授、全国英語教育学会理事、北海道英語教育学会副会長。専門は英語教育学（授業分析，教師教育，教科書・教材分析，早期英語教育等）。

【 Q17 回答 】
長沼　淳（ながぬま・あつし）

山形大学人文学部文学科哲学専攻卒業。東京都立大学大学院人文科学研究科哲学専攻博士課程単位取得退学。博士（文学）。学校法人河合塾講師を経て、現在は順天堂大学保健看護学部先任准教授。専門は哲学・倫理学。現在の研究テーマは看護学研究の倫理性確保について。学部人権委員として学生相談に関わる。

【 Q16 回答 】
永淵　弘真（ながぶち・ひろまさ）

立教大学文学部文芸思想専修。福嶋亮大教授指導のもと「吉本隆明の死生学」を卒業論文として執筆し、副総代として卒業。現在、立教大学社会デザイン研究科修士課程在籍。NPO法人ZESDA、一般社団法人STEAM Associationに会員として名を連ね、団体運営の補助、イベント設営などの活動に従事中。

【 Q2，Q26 回答 】
服部　しのぶ（はっとり・しのぶ）

豪州ボンド大学大学院応用言語学科修了（MA）。滋賀医科大学大学院医学系研究科　論文博士（医学）。藤田医科大学医療科学部准教授・藤田医科大学大学院保健学研究科（医療通訳専攻）准教授を経て、現在、鈴鹿医療科学大学薬学部准教授。外国人へ日本語を教える日本語教師の資格保有。医療通訳養成にも携わっている。

【Q14 回答】
林　順子（はやし・じゅんこ）
広島大学大学院教育学研究科教科教育学(英語)専攻修了。教育学修士。広島県及び愛知県の公立高等学校勤務を経て、現在、東洋大学・共立女子大学非常勤講師。最近の主業績として（分担執筆）「デジタル絵本とリアル絵本でつなぐ新たな教育手法」（淺間正通編著『デジタル・AI時代の暮らし力』南雲堂、2020年）、ほかがある。

【Q5 回答】
平井　雅康（ひらい・まさやす）
静岡県立大学国際関係学部国際関係学科卒業。上越教育大学大学院学校教育研究科学校教育専攻グローバル・ICT・学習研究コース修了。修士（教育学）。現在、静岡県立清流館高等学校教諭。家庭学習の定着をテーマに平成29年度(第32回) 公益財団法人はごろも教育研究奨励会・はごろも教育奨励賞個人賞を受賞。

【Q20 回答】
前野　博（まえの・ひろし）
神戸大学大学院教育学研究科修了、至学館大学健康科学部教授。異文化間情報連携学会副会長。専門は情報リテラシー教育。著書に『ビデオMacの作りかた』・『よく効く電子メールのトラブルシューティング』（毎日コミュニケーションズ）、共著に『デジタル・AI時代の暮らし力』（南雲堂）、編著に「文部科学省検定教科書 高等学校商業科用『情報処理』」（東京法令出版）、『アカデミックスキルが学べる 情報リテラシーテキスト』（同友館）ほかがある。

【Q4 回答】
松浦　淳子（まつうら・じゅんこ）
関西大学法学部卒業。島根大学医学部において教授秘書として勤務する傍ら留学生への日本語指導にも従事。2003年エビアン市（フランス）で開催されたG8 エビアン・サミット時にエビアン市観光局での通訳・翻訳業を経験。2019年に島根県にある私立高校でのフィンランドとの国際交流事業経験を機に教員に。現在、都内区立中学校教諭。

【Q15 回答】
山下　巖（やました・いわお）
英国バーミンガム大学大学院修了。専門は英語教育学。静岡県の県立高校教諭を経て、現在、順天堂大学保健看護学部特任教授。フィンランドの大学とVR空間を活用した看護英語COIL環境の構築に取り組む中、現地ネウヴォラやペサプーを視察するなど、フィンランドの医療や保健に関する各種諸制度の研究にも従事している。共編書として『デジタル時代のアナログ力』（学術出版会）、『グローバル時代のコアベクトル』（遊行社）などがある。

【Q13 回答】
渡邊　創一（わたなべ・そういち）

静岡大学情報学部情報社会学科卒業。静岡大学大学院情報学研究科修士課程修了。異文化間情報連携学会理事。在学中は淺間正通（現静岡大学名誉教授）研究室に所属し、現代情報社会論について研究。社団法人事務局、学習塾（個別指導部門）の学習アドバイザーを経て、現在は民間企業の生産管理部にてICT化促進事業に従事中。

コロナ禍で気づいた！
教えて悩み、学んで戸惑い、
家庭や職場で溜め息する人たちへ
コロナ禍の経験知Q＆A

2024年11月20日　初版第1刷発行

編著者　淺間正通
企　画　異文化間情報連携学会
発行者　本間千枝子
発行所　株式会社遊行社

〒191-0043　東京都日野市平山1-8-7
TEL 042-593-3554　FAX 042-502-9666
https://morgen.website

印刷・製本　株式会社エーヴィスシステムズ
©Masamichi Asama 2024 Printed in Japan　ISBN978-4-902443-79-0